U0126092

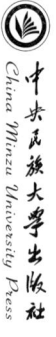

中央民族大学出版社
China Minzu University Press

田晓弘　田本源　著

JUESE SUZAO:

GANBU XINLI JIANKANG TIAOSHI

角色塑造：干部心理健康调适

图书在版编目（CIP）数据

角色塑造：干部心理健康调适 / 田晓弘，田本源著 . —北京：
中央民族大学出版社，2023.12

（心理健康系列丛书）

ISBN 978-7-5660-2241-7

Ⅰ . ①角… Ⅱ . ①田… ②田… Ⅲ . ①领导人员—心理
健康—健康教育 Ⅳ . ① R161.1

中国国家版本馆 CIP 数据核字（2023）第 152084 号

角色塑造：干部心理健康调适

著　　者	田晓弘　田本源
策划编辑	赵秀琴
责任编辑	罗丹阳
责任校对	邱　械
封面设计	舒刚卫
出版发行	中央民族大学出版社

北京市海淀区中关村南大街 27 号　　邮编：100081

电话：（010）68472815（发行部）　　传真：（010）68933757（发行部）

（010）68932218（总编室）　　（010）68932447（办公室）

经 销 者	全国各地新华书店
印 刷 厂	北京时尚印佳彩色印刷有限公司
开　　本	787×1092　1/16　印张：16.5
字　　数	155 千字
版　　次	2023 年 12 月第 1 版　2023 年 12 月第 1 次印刷
书　　号	ISBN 978-7-5660-2241-7
定　　价	49.90 元

版权所有　翻印必究

前　言

每逢佳节，亲朋好友互致短信或微信问候，以前少不了要"祝你身体健康！"现在多把"体"字改成"心"字，变成了"祝你身心健康！"显然，人们不仅在关心身体健康，也越来越重视心理健康了。这也与世界卫生组织（WHO）对健康的关注是一致的，他们认为健康是一种身体的、心理的和社会适应的健全状态，不单是没有疾病或身体虚弱的表现。

所谓心理健康，是人的基本心理活动协调一致的过程，包括认识、情感、行为和人格的完整协调，是心理活动和社会适应良好的一种状态。没有心理疾病是最低要求，心理功能健全、社会适应良好是高一些的要求，能够自我实现、充分发挥自己的能力和水平是最高要求。

众所周知，我国正处在社会转型期，随着生活和工作节奏加快，社会竞争急速加剧，加之新冠疫情之类不确定因素的侵扰，人们普遍感到心理压力增加，不少心理健康问题凸显。这样一来，广大干部群众对心理健康的需求日益高涨，党和国家对心理健康的建设也高度重视，一系列重大举措陆续出台。

为发展精神卫生事业，规范精神卫生服务，维护精神障碍患者的合法权益，2012年10月第十一届全国人大常委会通过、2018年4月第十三届全国人大常委会修正了《中华人民共和国精神卫生法》，该法明确规定："各级人民政府和县级以上人民政府有关部门应当采取措施，加强心理健康促进和精神障碍预防工作，提高公众心理健康水平。"

2016年8月，习近平总书记在全国卫生与健康大会上发表重要讲话，为贯彻落实讲话精神，实施《"健康中国2030"规划纲要》，国家卫生计生委、中宣部、中央综治办、民政部等22个部门共同印发《关于加强心理健康服务的指导意见》，这也是我国首个加强心理健康服务的宏观指导性意见。

党的二十大报告中强调要"重视心理健康和精神卫生"。国务院办公厅公布的《"十四五"国民健康规划》将心理健康内容明确纳入发展目标，指出要完善心理健康和精神卫生服务，健全社会心理健康服务体系，加强心理援助热线的建设与宣传，为公众提供公益服务。《"十四五"优质高效医疗卫生服务体系建设实施方案》提出要加快完善省、市、县各级心理健康和精神卫生防治体系。

今年4月，教育部、国家卫生健康委等17个部门联合印发《全面加强和改进新时代学生心理健康工作专项行动计划（2023—2025年）》的通知，对进一步加强和改进学生心理健康工作作出全局性、系统性、分层次的布局和安排，把学生心理健康工作纳入省级人民政府履行教育职责的评价，作为学校办学水平评估和领导班子年度考核的一项重要指标。这标志着加强学生心理健康工作上升为国家战略。

这些重大举措深入人心，促使我国精神心理健康服务不断丰富和完善，服务能力得到有效提升。各地通过多渠道开展心理健康科普宣传，倡导大众科学认识心理问题和心理疾病对健康的影响，消除公众对心理疾病的病耻感，引导心理异常人群积极寻求专业治疗。同时，加大青少年、孕产妇、老年人等重点人群的干预力度，积极开展各类群体心理筛查，通过加强心理热线服务、加快社会心理服务机构建设、促进社会心理服务与网格化融合等措施，推动并加快社会心理服务体系建设。这些努力，促使人们对精神心理健康的关注度不断提高，全社会的心理健康意识进一步增强。

在我国，各级干部不仅是心理健康建设的积极践行者、重大责任者，而且也是一个值得高度关注的群体。近年来，无论在工作中，还是在日常生活中，干部中出现了各种各样的心理健康问题：有的情绪不稳，有的心理失衡，有的产生焦虑，有的感觉郁闷，有的心理疲劳，有的出现抑郁，有的不思进取羡慕"躺平"，有的投机取巧主张"侧卧"……种种表现，不一而足。究竟什么样的干部才是好干部？怎样做才能成为一个好干部？每年在干部考核中都要对德、能、勤、绩、廉等五个方面进行测评，这很必要，也非常重要。但同时还必须注意到，对一个干部而言，其心理健康状态如何也十分关键，心理素质不好，有这样那样的心理疾病，这五个方面就没有哪一个方面能够好得起来，撰写这本书的一个重要目的就是要讲清这个道理。

在现实生活中，人人扮演着不同的角色，一个人的成长过程，就是一个角色塑造的过程。干部也一样，由于社会地位的不同和社会生活的多元性复杂性，他们通常也不只是扮演一种角色，而是同时扮演多种角色，当这些角色在特定条件下相互融洽时，就会精神愉悦、心情舒畅；相反，当这些角色相互排斥时，就会出现角色失调，包括角色紧张、角色冲突、角色不清、角色失败等等，这很正常，每位干部都会不期而遇，不必大惊小怪，但需要及时跟进心理健康调适，需要精心打造适合自己的角色，这也是书名《角色塑造：干部心理健康调适》的来由。

本书讲述的是一个个干部如何塑造角色的故事，中央和地方的干部都有，正面、负面的均有涉及，都是作者熟悉的人和事。为了讲好这些故事，作者结合干部平时遇到的常见心理健康问题，把心理学、社会学和精神分析学等学科理论融入故事之中去探寻分析，查找问题的根源，发现这些问题并不是空穴来风，而是来自各种现实矛盾，当这些矛盾进入头脑，就激起头脑中本能区、情绪区或理智区的反应，反应平和时，就处于心理健康状态，一旦打破了平衡，就会产生心理疾病。

写作过程中，作者强调亲近度、现场感、可读性，力图以人性与制度、组织与纪律、管理与科学为着眼点和出发点，站在政治和哲学的高度将现实与历史打通，在重视责任明确和严格要求、讲求实效和政绩突出的同时，呼吁切实关注干部心理健康问题，加大心理健康建设力度，从而为培养造就政治过硬、适应新时代要求、具备领导社会主义现代化建设能力的高素质干部队伍打下坚实基础。

本书具有较强的针对性，希望能为各级干部正确应对心理健康问题、保持良好的精神和工作状态提供参考，也希望为有兴趣了解干部心理健康现状的读者提供一个个鲜活的标本。

目　录

导读：

　　阳光心态，幸福人生。生活由一个个故事连缀而成，人人都在演绎故事，也在讲述故事。心理治疗中的叙事疗法是把人和问题分开，问题是问题，人是人，人本身不是问题。当咨询师面对来访者时，他们平等相处，以诚相待，互为师友，合作共赢，在来访者的讲述中挖掘蕴藏的正能量，让负面情绪外显，在阳光下修复，从而达到治愈的目的。本书作者偏爱这一疗法并且运用到写作之中，用心采撷干部工作生活中的鲜活故事，寻找盲点堵点，注重心理调适，塑造崭新角色，力求引起共情和激励。本书中的案例均来自真实故事，为保护当事人隐私，一律采用化名。

第一章
干部心理健康问题
值得关注

在我国，说起干部，在现实生活和工作中，无时不有、无处不在。干部干部，先干一步，干工作的时候自然要走在前面，要为群众起到模范带头作用。这样一来，在人们心目中，其身份就有些特殊，有时甚至带点神秘色彩，但不必过分解读，也只是一种职业，不过对党和国家事业的发展而言，要求要更高一些，责任要更大一些。

干部群体都是由普通平凡人组成的，他们也有七情六欲、喜怒哀乐，对于这个特殊群体，人们往往更多关注的是他们的工作状态如何，事业发展怎样，而对于他们的健康状况关注不够，即使谈及，也多是他们的身体健康问题，而他们的心理健康问题，往往没有引起社会足够的重视。

党的二十大报告为党和国家事业的发展指明了前进方向，绘制了蓝图，擘画了未来。习近平总书记在报告中阐述"推进健康中国建设"时指出："人民健康是民族昌盛和国家强盛的重要标志。把保障人民健康放在优先发展的战略位置，完善人民健康促进政策。"习近平总书记强调要"重视心理健康和精神卫生"。这对我国心理健康建设是一个巨大推动，不仅令所有心理健康工作者欢欣鼓舞，而且会给全体中国人民带来实实在在的福祉。作为一个特殊群体，干部一定不能等闲视之，不仅要关注自身心理健康，做积极的践行者，而且要带动更多的人参与，为推进全社会心理健康建设做出表率。

1.人的两重属性理论是心理健康研究的理论基石

在剖析干部心理健康问题之前，不妨让我们看一看每个普通人带有的共性特征。任何人，都具有两重属性，即自然属性和社会属性，自然属性更多体现的是动物性，社会属性更多体现的是人性。心理学不仅要对人的自然属性进行研究，如生物心理学、神经心理学等；也要对人的社会属性进行探讨，如社会心理学、积极心理学等。

一般来讲，自然属性是与生俱来的，一个人从呱呱坠地到寿终正寝，在漫长的一生中，有童年、少年、青年、中年、老年，这是一个自然生长的过程，这个过程与动物生长没有多大区别，每天的吃喝拉撒睡，什么也不耽误，先是爬行，然后晃晃悠悠蹒跚学步，再到行走，奔跑，伴着一生；每一个成长时期都有相应的特点和规律，从这个生长过程来看，人与人之间，其实差别不大，这是从自然属性的角度进行比较的，谈及身体健康，往往关注的也是自然属性，也就是生长过程中身体机能的变化规律。

人与人之间的差别，主要是人的社会属性，即人性化程度。从上幼儿园起，就要与其他人打交道，然后上小学、中学、大学，甚至读研读博，这个受教育的过程，实际上是一个不断强化社会属性的过程。在这个过程中，自然属性在减少，社会属性即人性化程度在不断增强，人的成长，就是一个逐步社会化的过程。这期间，人与人、人与物不断打交道，在这个过程中，有了各种比较，就有了人的文化素质、社会身份、财富状况、道德修养、社会贡献等等。谈及心理健康，更多关注的是人在这个不断强化社会属性的过程中产生的疑惑、焦虑、恐惧等问题。

人的健康，包括身体健康和心理健康，从人的自然属性和社会属性不难看出，身体健康出现了问题从人自身就能找到诊断的办法，比较容易和直接，往往看得见、摸得着，即使是身体内部的疾病，大不了用B超、X光等技术也能查找出来，从而精准施治、对症下药。但心理健康出现了问题，仅从自身寻找是不够的，往往还要循着与人打交道的方向去寻找，这就带来了问题的复杂性，既看不见，也摸不着，目前也没有精密仪器能够准确找到症结所在，只能运用心理学知识和在实践中积累的经验常识，循着问题的来龙去脉去探测、比较、分析，努力找到解决问题的方式方法。

2.脑部研究是心理健康研究的前导物质基础

人是万物之灵，在每一个人身上，从长远的大的方面来说，浓缩着整个人类的进化历史，大约3.6亿年之前才有了爬行类动物，2亿多年前有了哺乳类动物，再经过无限漫长的岁月，250万年前才有了直立类灵长动物，直至能说会道的人。

在人身上，最为核心的部位是头脑，它是心理现象的物质载体，我们说到心理健康，其身体器官并不指向心脏部位，而是整个神经系统。神经系统由两大部分组成，即中枢神经系统和周围神经系统。中枢神经系统包括脑和脊髓，是大量神经细胞体集中的地方。把中枢神经系统和各个感觉器官、运动器官及内脏系统联系起来的一根根神经，组成了外周神经系统，也就是周围神经系统。

人类的进化史，最为显著的标志就是人脑的进化，人脑分为不同的区域，细致划分有专门的脑科学，包括端脑、脑干、间脑、小脑等。

端脑就是我们平常所说的大脑，它覆盖在脑干、间脑和小脑之上，中间的裂缝即纵裂把大脑分成左右两个半球，纵裂底部的胼胝体将两个半球连接起来，这两个半球的解剖结构基本对称，但功能不对称，存在所谓"单侧化"现象。大脑的外层是密集的神经细胞体，称为大脑灰质，就是我们常说的大脑皮层，内部是大脑白质，再里面是基底核。大脑皮层的不同区域有不同的功能，其高度发达是人脑的主要特征。

脑干位于颅腔内和脊髓相连接的部位，包括延髓、脑桥和中脑三个部分，是脑最古老的部位，也是维持生命基本活动的主要机构，其网状结构调节着脑结构的兴奋水平，是调节睡眠和觉醒的神经结构，它使人在一定的刺激作用下保持一定的唤醒水平和清醒状态，维持注意并激活情绪。

间脑位于脑干之上，被大脑两半球覆盖着，脑干的网状结构也一直延续到间脑。小脑位于延脑和桥脑的后方，负责保持身体平衡，调节肌肉紧张度，实现随意运动和不随意运动。

有人从功能角度对人脑做了划分，包括本能区、情绪区和理智区，这个划分比较粗放，不一定科学和准确，但容易理解，便于分析和说明问题。从爬行类动物到哺乳类动物，再到直立行走的人，在漫长的进化历史中，每一进程在头脑中都可以找到对应区域，爬行类动物对应着本能区和感觉心理现象；哺乳类动物对应着情绪区和知觉心理现象；人类对应着理智区和思维心理现象。

从一个单独的人来看，全身的各个部位及其活动，通过神经系统的运作在头脑中也可以找到对应区域，哪些部位对应着本能区，哪些部位对应着情绪区，哪些部位对应着理智区天生的、自然的。也就是说，心理现象的物质载体人脑对身体的各个部位及其活动都能够做出反应，这是对人体自身及其活动的反应，很显然，身体健康时，人心就会有快乐向上的反应，身体虚弱有毛病时，人心就会做出消极悲观的反应。

人心不仅能够对自身及其活动做出自如反应，最为神奇的是对外界的人或物也能够做出反应，这个反应机制的建立是一个非常复杂的过程，也是人脑科学研究的对象。

在人的两重属性中，对自然属性的反应主要是对身体健康的关注，对社会属性的反应主要是对心理健康的关注。无论是身体还是心理，哪一方面出现了问题，都会在头脑中做出反应，也就是心理健康出了问题。

比如说一个人的胃出了毛病，时不时地疼痛，自然在头脑中做出反应，这是生理疾病导致的心病，是自然属性出了问题，那就赶快到医院去看病，简单一点的直接对症买药，吃个三五天就好了，复杂一些的，可能还要到医院做个胃镜，确诊以后再开药，或者做个手术，过些天就会痊愈。

一个人如果不是身体有病，而是与人打了一架，这是人与人之间的关系出了问题，自然是社会属性出问题了，无疑会在头脑里做出反应，心病产生了，如何治疗这个心病呢？这就同治疗胃病不一样了，就要分析产生矛盾的前因后果，如果要化解这个矛盾，仅仅从自身找原因肯定不行，还要从对方身上甚至其他相关的人身上找原因。

在社会心理学看来/那里，这个寻找原因的过程叫归因，有点"侦察办案"的意思。找到了原因，就要去解决问题，有时可能还要通过第三方来做疏通解释工作，最后找到妥善处理的办法。只有把问题解决了，矛盾解开了，头脑中才会做出积极反应，从而去除心中的芥蒂。

总之，人有自然属性和社会属性之分，也有身体健康与心理健康之别，身体健康更多关注的是自然属性，心理健康更多关注的是社会属性，无论身体健康还是心理健康，一旦出了问题，都会在头脑中做出反应，都会导致心病。

3.干部常见心理健康问题表现

无论什么人，其言行和思维方式更多受社会环境的支配而很少受其个人意志的支配。这个说法符合马克思主义原理，符合辩证法，即物质决定意识原理。干部也一样，他们说什么、做什么、想什么，与他们的身体状况、身份地位和所处环境密不可分，也就是与他们的自然属性和社会属性息息相关。

干部由国家供养，花纳税人的钱，为人民群众服务，属于"体制内的人"，言行就要受到约束规范，不能任意行事，更不能肆无忌惮。

党政机关或多或少有些权力，大都有一定的管理职能，走进单位，干部不能过于随意，穿衣戴帽都有相应"讲究"，比如男士不能穿背心裤衩，女士也不能穿超短裙上班，出席会议有时还要着正装。人与人之间的关系也很微妙，特别是上、下级之间不能称兄道弟，平级之间不能打情骂俏。

单位不同，干部所处的环境和形成的氛围也不一样，好的环境和氛围反应在大脑中，是一种正面情绪，令人神清气爽；相反，坏的环境和氛围反应在大脑中，就是一种负面情绪，令人憋闷压抑。面对各种各样的情绪，应该如何疏通和化解？本书将结合日常工作和生活中的实际案例，与读者分享一些较为管用的应对办法。

干部身处的办公环境一般比较优越，工作时间大多在办公室里度过，单位大都有自己的餐厅，伙食也不错，如果懒惰松懈，不爱运动，稍不注意就会变胖，所以机关里不乏"胖子"，患脂肪肝的人不少，还有一些"富贵病"比较常见，如"三高"（高血脂、高血压和高血糖），无论哪个机关，如果顺着办公室清点，总能遇到几个"三高"患者，因为过于平常，所以不少干部并不当一回事，不往心里去。

近年来，全社会越来越重视个人健康建设，党政机关也不例外，不少机关每年安排干部体检，很多干部也开始自觉锻炼身体。对每位干部而言，身体出了毛病，第一时间就会反应到大脑中去，这是生理的反应，是我们前面说到的自然属性的反应，反应的程度不同，大脑对应的区域也就不一样，身体各器官的应激反应对应的是本能区；如果触动导致情绪的波动，在大脑中的反应对应的就是情绪区了。

以"三高"疾病为例，不同的干部反应程度是不一样的，有的人平时对自己的身体十分在意，得了小病就唉声叹气，这对情绪的影响就较大。相反，有的人向来大大咧咧，得点小病毫不在乎，这就对情绪的影响不大。所以情绪在头脑中的反应程度因人而异，在选择控制或疏解情绪的办法时就不能固定不变，而应因人而异、因病而易、对症施治。

除了自然属性的内容在干部的头脑中激起或大或小、或多或少的反应外，更多的是外界的社会属性的内容，即党政干部与其他人、与其他物之间发生关系后，导致这样那样的纠结，从而在头脑中激起各种不同类型的反应，这些反应更加复杂多样，应对起来的难度也就更大一些。

当了干部，就要在自己的职权范围内负起责任来，少不了遇到工作压力，当压力传导到大脑，就会在情绪区或者理智区引起反应，激起的波浪时急时缓，有时如微波荡漾，有时似惊涛骇浪，如何顺利度过？这就要求大脑中被激活的相应区域发挥作用，通过条分缕析，弄清楚压力从哪里来、到哪里去，对压力的大小强弱做出准确判断，找到解除办法，并且大胆实施，从而走出迷途，朝着正确的方向前行。

人生之路不可能一帆风顺，干部也是一样。在工作或生活中难免遇到这样那样的挫折或坎坷，当它们发生以后，大脑会立即做出反应，如果在可以承受的范围之内，就不会引起大的波动。相反，一旦超过限度，心理疾病就会找上门来，有的人会情绪低落，吃不下饭，睡不着觉，对工作无兴趣，对同事不热情，甚至一蹶不振，这是在机关里一种常见的心理疾病，程度低的，难于发现，程度重的，常发脾气，有的甚至导致抑郁或躁狂，不仅干不好工作，也影响党政机关干部的形象。

在党政机关工作，干部职级不仅是一个政治待遇，而且直接与工资水平、福利待遇等物质利益挂钩，所以在这个环境中，干部都希望自己能够按时晋升甚至被破格提拔重用。人还是那个人，但得到晋升后，职级发生了变化，也就是角色发生了转换，那些升迁顺利的，自然心情愉快，但那些迟迟得不到提拔的，如果心理预期较高，就会失落，特别是比自己条件差的人得到了重用，自己却原地不动时，就会郁闷，这也是党政机关常见的心理健康问题。

作为一名干部，在家里、在单位、在社会上，都承担着不同角色，只有把相应角色承担好，才会找到自信，才能有一种满足感。相反，角色发生了错位，应该承担的没有胜任，甚至缺失，就会出现挫败感，在机关干部中，不少人因为没有担当好自己的角色，导致恐慌、失落或畏缩，这就需要找准定位，敢于担当，充满自信。

在分析干部的成长原因时，少不了谈到干部的个性特征、文化背景、能力水平、社会关系等，有人甚至认为一个干部能不能得到重用，人际关系在各类因素的占比最大，这个判断不一定准确，但对于一位干部的成长而言，能否处理好人际关系确实非常重要。说到人际关系，干部应该处理好上下级关系，平级同事之间的关系，家庭中的夫妻关系、子女关系，社会上的朋友关系，等等，这些关系属于社会属性，处理好了，在头脑中的反应自然就波平浪静、顺风顺水；相反，就会波澜起伏，甚至波折不断。顺利时，心理自然健康；波折时，就会产生心理健康问题，就要积极调适或治疗。

4.干部常见心理健康问题成因

人的心理健康问题很多，干部的常见心理疾病也不少，上文简单列举了几种，现在的情况是，在党政机关干部中，真正能够重视心理健康问题的不多。体检年年做，随着年龄增长，常从身体器官上查出一些毛病来，只要不是大病，没有多少人在意，更何况心理方面的疾病是很难在体检中查出来的，这就有了隐蔽性，在日常工作和生活中，很难暴露出来，和新冠病毒一样，它们在现实生活中都是客观地存在着，蔓延起来，都有危害性，新冠病毒可以通过检测核酸、抗原等得到查证，但心理健康问题却不行，目前还缺少类似的检测方法。

任何问题，如果弄不清它的症结所在，不知道它从哪里来，到哪里去，那就难于找到解决问题的办法。对于心理健康问题的探究，不能因为没有检测仪器就止步不前。

本书结合干部平时遇到的一个个常见的心理健康问题，从心理学、社会学和精神分析学等学科的角度去探寻分析，查找问题的根源，这些问题都是由于各种矛盾产生的，当这些矛盾进入头脑，就激起本能区、情绪区或理智区的反应，当反应打破了平衡，就会产生心理疾病。在具体分析时，要以问题为导向，运用系统思维，弄清矛盾的主次，找到其中的症结，从而有的放矢解决问题。

现实工作中，有的干部在心理健康方面出了问题，却不愿意直接面对，时间久了，就会从一个心理健康的人变成一个心理失调，即所谓亚健康的人，再严重一些，就会产生心理障碍，甚至有堕入精神病的危险，必须引起高度重视。

下面，我们来分享一下某国家部委干部小杨的故事：

小杨是某国家部委人事司综合处处长，平时非常热情，遇到领导同事总是笑脸相迎。2020年新冠疫情暴发后，他的情绪越来越低落，进入2022年底，已经变得沉默寡言。有一天，司长突然接到他的电话，听到了哭音，司长十分吃惊，问有什么急事，小杨说他奶奶病危，送进了医院急救室，他说想请假回家乡探望奶奶，司长没有犹豫，让他立即回家。他回家乡后，看见了正被抢救的奶奶，由于抢救及时，老人脱离危险，过了几天，转进了普通病房，小杨看见奶奶的病情平稳后，这才放心地离开。

回到单位上班后，他第一件事是到司长办公室汇报。司长请他坐下后，耐心地询问他回家的情况，他便详细汇报。原来，他从小是由奶奶带大的，和奶奶的感情很深，奶奶有心脏病，新冠疫情暴发后，他多次梦见奶奶染上了新冠肺炎，加之基础病，一病不起，直到离世，每次都从梦中哭醒。用他的话说，"疫情三年来，每天心都悬着"，这次真的接到了奶奶病危的通知，精神一下子崩溃了，请假回家一趟，奶奶被抢救过来了，他心里得到安慰，情绪也好了许多，不然，他会非常内疚，总觉得难于报答奶奶对他的养育之恩。

司长没有打断他的叙述，尊重他，信任他，时不时还询问中间的细节。听完他的述说后，司长跟他一起分析这几年来他的情绪变化过程，一方面，是疫情对人的影响，不仅对他，对每一个人都有难于估计的影响，这是客观的、不以人的意志为转移的灾难，只能设法适应，努力应对种种不确定性。

另一方面，是他奶奶病情的变化对他情感的冲击，这也具有客观性，因为没在奶奶身边，无法照顾老人，有一种爱莫能助和无可奈何之感，这些现实矛盾反应在头脑中，在不同区域留下不同程度的印迹，就会激起各种纠结。现在回去看望了奶奶，是一种安慰，减少了负疚感，即使将来病情加重，甚至没能抢救过来，也是很自然很正常的现象，只要做出了力所能及的努力，有些事情是不以人的意志为转移的，一定要冷静客观地面对。

听了司长的解释和安慰，小杨心胸开阔了许多，精神状况逐渐恢复正常。

从这个案例得出这样的结论：心理问题的起因多种多样，解决问题的办法千差万别。机关干部要把心理健康作为一个重要的思想政治工作来做，发现苗头及时止损，就会收到很好的效果。

5.干部常见心理健康问题疗法

机关干部中，关注身体健康的人越来越多，因为有了躯体上的毛病，到医院很容易检查出来，但对于心理健康，由于其隐蔽性，并不显露出来，加上不少干部碍于面子，即使得了这样那样的心病，大多独自忍受，不愿让领导同事知道。如果长期憋闷于心，就会郁结成病，心病往往与身病牵连着，种种心身疾病也会暴露出来。

近年来，特别是新冠疫情暴发以来，机关干部中不仅罹患新冠疾病的人增多，患上心理疾病的人也越来越多，如果不加重视，不仅影响干部形象，甚至会削弱干部的执政能力。

在哲学命题中，对于一个问题的看法往往有两种决然对立的观点，即一分为二，非黑即白、非上即下、非左即右；但在有些哲学家看来，这种看法往往过于武断，不够全面，就有了一分为三的观点，认为黑白之间有灰，上下、左右之间有中；现在还有进一步细致的划分，即一分为四的观点，黑白之间的灰分成偏向黑的灰，偏向白的灰；上下、左右之间的中分成偏向上、左的中，偏向下、右的中；等等。在我们看来，无论一分为几，只要能够指导人们把问题看得更清楚，弄得更明白，都应该肯定。比如对心理健康的看法，有的专家将其划分为两种，即心理健康和心理不健康；有的划分为三种，即心理健康、心理亚健康和心理不健康；有的划分得更加细致，分成四种，即心理健康、心理失调（亚健康）、心理障碍和精神病。

按我们的理解，针对心理健康程度的不同，分为四种类型是较为科学的。

第一种状态是心理健康。这是人的自然属性和社会属性都处于和谐状态，大脑里的本能区、情绪区和理智区做出的都是平衡自然的反应，令人乐观向上，精神饱满，是最好的一种状态。新时代新征程，各级党政干部肩负着建设中国式现代化的历史重任，这就需要他们处于心理健康状态。

第二种状态是心理失调。心理失调又叫亚健康状态，这在干部中数量较多，引起这种状态的原因主要来自干部的个人心理素质，如孤僻、敏感、争强斗胜等；还有生活事件对干部的冲击，如婚恋挫折、家庭变故、人际关系紧张等；再就是干部的身体变化引起的冲击，如得了疾病、过于疲劳等。亚健康状态表现为痛苦增多，愉快减少，感觉疲惫，孤僻冷漠，这种状态一般在较短的时间内就能够得到缓解，不太影响工作、学习和生活，大多不用干预治疗，通过干部自我调整即可得到改善，个别干部需要领导同事或者心理医生的帮助才能完全恢复正常。前面所举小杨的例子，就是一种亚健康状态，席卷全世界的新冠疫情，对每一个人都有冲击，对党政干部而言，谁也躲不过去，这是大的自然环境突变对人的冲击。他奶奶的病情，一直是他惦记的大事，是他情感的信赖和寄托，一旦发生变故，对他的冲击是巨大的，仅凭自我调节难以渡过难关，这种时候，有领导的耐心疏导非常必要，可以帮他尽快走出困境。

第三种状态是心理障碍。这就是以前经常听说的神经官能症，是一种非器质性的、轻型大脑功能失调的心理疾病。这种状态一般是由各种挫折和冲突长期得不到解决而产生的一种持久性的精神紧张和焦虑，会对工作和生活造成一定负面影响。得了这种疾病的干部自己可以觉察到冲突或焦虑的存在，并在精神上有着痛苦的表现，但是却找不到器质性的病变，大多干部都要求积极治疗，却难于找到治疗的实体对象。

有几种常见的心理障碍疾病大家比较熟悉，如焦虑症，得了这种病的干部常无端感到惴惴不安、心烦意乱，时不时地产生焦虑感，随着这种情绪的产生，经常伴有头昏脑涨、心悸、恶心、手脚发冷等自主神经系统症状，困难的是找不到具体焦虑的对象和理由。

抑郁症，这种病比较常见，经常在报纸、各种网络媒体上看到相关报道，得了病的干部以持久的心情抑郁为特点，常表现出郁闷、悲观、凄凉等情绪特点，对外界和人际关系兴趣不大，疲乏无力，闷闷不乐，精神不振，对自己失去信心，严重者还有自杀念头。

强迫症，患了这种病的干部常常不由自主地产生一些强迫性的念头或做一些没有任何意义的强迫性动作，如反复关窗开窗、关门开门、进出卫生间、洗头洗手等，即使明知没有什么必要，却还坚持不断，难以制止，感到自责和痛苦。

恐惧症，患了这种病的干部常对某一特定的物体、环境、个人产生持续的恐惧，这种恐惧毫无理由，发作时，伴随着自主神经系统症状，即使干部自知这种恐惧是过分或不必要的，但又无法控制，常见的情况有对黑暗、高楼、大桥等产生的恐惧，对某些特定人、事、物感到害怕，这种病症的形成可能与以往经历过的挫折、创伤性的体验有关系。

多疑症，这种病表现为过度关注自己的身体健康，经常怀疑哪个器官出现了问题，时不时地摸一摸怀疑的对象，甚至到医院去检查，但查不出什么问题来。有时又无缘无故地怀疑谁坏了自己的事情，甚至有人要谋害自己，但没有任何证据。

癔症，就是我们常说的歇斯底里症，发病时大吵大闹、抽搐等，有时表现为耳聋、失明、躯体瘫痪等器官功能性障碍，但又没有相应的器质性病变，这种病的发生和精神刺激、个性因素关系很大，如有的干部常以个人为中心、受暗示性强、好幻想等，有的暗示性导致疾病产生，有的也会因为暗示性导致疾病改变或消失。

神经衰弱，这种病在干部中比较常见，有的干部容易过度兴奋和疲劳，工作和生活中精力不济，联想和回忆增多，注意力不集中，入睡困难，易惊醒，多梦，情绪波动大，难于自控，这些都是神经衰弱的典型表现，有的还表现为肌肉的紧张性疼痛，如头疼、肌肉酸痛等。

第四种状态是精神病。这是心理健康的最差表现形式。这是由于肌体内外各种有害因素的作用，引起人脑功能失调，致使人的感知、注意、记忆、思维、情感、意志、行为等各方面出现明显异常的一种精神疾病，表现为兴奋躁乱、胡言乱语、情绪低落、意志衰退、打人骂人，伴有幻觉、妄想等，患者对自己的病态没有认识，否认有病，躲避和拒绝治疗。经常见到的有精神分裂症、躁狂抑郁症（又称双相障碍）、偏执性精神病、反应性精神病等，到了这个程度，就必须干预治疗了，需要药物和心理治疗相结合，加之必要的人文关怀。

第二章
干部面对情绪的
心理健康问题

　　前面说过，人本身具有自然属性和社会属性两重属性，人脑划分为本能区、情绪区和理智区三个区域，人脑中数以亿计的神经元，形成了捕获各类信息的神经网络系统，大脑的每个区域对应着相应的神经网络系统。人对两重属性的反应，在身体各个部位触击神经系统引起相应部位的活动，在头脑中触动、激活三个区域中某一区域相应的神经元，从而引起神经网络系统的波动，这就引起了共鸣，形成人的认知，认知反过来调动脸部表情的变化等。情绪是一种认知反应，人人都有情绪，它不会凭空产生，是人对自身、自然界、人类社会或思维发展的某一阶段、某一过程或者某一点作出的认知反应。

　　情绪的种类很多，古人所说的"七情"就是七种情绪，《礼记》上概括为喜、怒、哀、惧、爱、恶、欲。我国中医学对"七情"也有一套说法，即喜、怒、忧、思、悲、恐、惊。我国心理学家将情绪分成十多类，如安静、喜悦、愤怒、悲痛、忧愁、烦闷、恐惧、憎恶、贪欲、嫉妒、傲慢、惭愧、耻辱等。情绪有正面、负面之分，正面情绪如喜爱、愉快、恭敬、兴奋等，负面情绪如悲伤、紧张、愤怒、焦虑、恐惧等。

1.干部不良情绪现状

干部分布在全国各地各个行业，由于工作性质和责任不同，各种情绪时时刻刻笼罩着他们，正面的情绪人人都能遇到，即所谓"人逢喜事精神爽"；负面的、不良的情绪也时不时地被干部撞个满怀，这是令人烦恼的事情，在工作和生活中，几乎天天都能遇到，躲也躲不掉。

悲伤是一种常见的负面情绪。下面我们来分享一下秦明的案例：

某省政府政策研究室主任秦明是个头脑清晰、文笔畅达、政治站位很高的人，拥有博士头衔。从2022年7月起，他进了办公室便把门紧紧地关上，坐在办公桌前，对着窗外发呆，害怕听见敲门的声音，时不时掩面而泣。有一次，一位处长抱着一堆材料低着头没敲门就推门进去了，看见秦主任红肿的眼睛十分尴尬，小心询问："主任怎么了？"

秦明摇了摇头，摆了摆手，没有说话，接过材料后低头阅看，处长轻手轻脚退出办公室。原来6月下旬的一天，他接到父亲病危的通知，但手头有一个大稿子正在起草中，一时离不开身，待他完成稿子，接到了父亲去世的消息，他匆匆赶回老家，父亲已被入殓，他伏在棺材上痛哭不已。处理好父亲的后事后，他回到机关像变了一个人一样，过了半个多月后同事们才知道真相。

紧张是党政干部经常遇到的一种情绪。当工作任务重时，就会感到压力大，不由自主地感到紧张。秦明主任所在的研究室人手不足，但每年的工作任务很重，为了形成一篇质量过硬的文稿，他们要组织人马进行调研、座谈。作为第一责任人，秦明感到责任重大，每临交稿之时，他有说不出的压力感、紧张感，这种感觉每时每刻缠绕着他，挥之不去。

有一次，有位国家领导人要到省里检查指导工作，省领导要求政策研究室迅速拿出一份汇报材料，秦明接到任务后，一种紧张感油然而生，因为这是他被任命为省政策研究室主任后第一次接触国家领导人，以前多次写过汇报材料，但对他来说，为省领导向国家领导人写汇报材料是第一次，为缓解紧张情绪，他主动约主管副省长汇报思想，说出自己的顾虑，副省长很有经验，告诉他要从全省大局着眼，政治站位一定要高，要把刚刚召开的中央全会精神和省委扩大会议精神吃透，脉络一定要清晰，逻辑一定要严密，特别叮嘱他，这位国家领导人特别务实，要多用数据说话。秦明听后，心里踏实多了，回到办公室，立即召集相关单位主要领导开会，谈省领导的指示精神，谈自己的想法，随着工作的展开，他的紧张情绪逐渐得到缓解。

焦虑是干部经常遇到的不良情绪，往往是在深思熟虑后仍然找不到解决问题的办法时才会发生。

我们继续来看看秦明的案例。

一次，省领导交给秦明写一篇感谢稿，对参与抗击新冠肺炎斗争的医护人员表示感谢。他觉得担子很重，因为平时写的都是汇报稿、讲话稿、总结稿或者调研报告，但感谢信这类的稿件很少撰写，虽篇幅不长，但面对的是那么多在困难面前舍小家、为大家的白衣天使。抗疫期间，秦明他们一直坚守在第一线，平时接触最多的是机关工作人员，但对医护人员几乎没有什么接触，只是在电视上看见他们的动人场面，就他接触到的事迹和材料，极难写成一篇针对性强、感情真挚的感谢信，他接到这个任务时十分为难，但职责所在，且在抗疫斗争仍在继续之时，不能推辞，一时间，愁眉不展、焦虑不已。这种情绪没有持续多长时间，他立即召集研究室其他领导开会，请大家提出意见或建议，请大家提出意见或建议。其中有一条建议十分重要，那就是要到医护人员中去走一走，了解他们的真实感受。

他身体力行，立即走进奋战在抗疫一线的医护人员之中，实地进行调研，在他从调研现场赶回办公室的途中，感谢稿的大体框架已经成型，当他坐在办公桌前打开电脑后，一句句动情的话语从键盘上敲了出来，速度不断加快，很快写成了草稿，他粗略看了一遍，认为大致可以，又修改了两遍，读了一遍后觉得不错，便发给研究室领导班子成员提意见建议，一致说好，有位女同志还感动得流下了眼泪。

他根据大家的意见作了修改后报给主管副省长，副省长看完之后抄起电话就跟他说："你这封感谢信把生命至上、人民至上说清楚了，对医护人员的感谢很动感情，十分到位！"秦明几天来紧张的情绪终于松懈下来，第二天，当他从省报读到自己撰写的感谢信时，不由自主地流出了喜悦的眼泪。

恐惧是干部时常面临的一种不良情绪。在大自然的灾难面前，无人不感到恐惧；干部在面对未来不确定性时，尤其是可能导致的致命打击或迫害时，往往表现出恐惧情绪。我们在询问秦明有没有恐惧的时候时，他说这次新冠疫情是在他五十多年生命旅程中对恐惧最有体会的一次。武汉封城那些天，他对中央的决策坚决拥护，但对疫情的走向，他拿不准，特别是听见一个一个鲜活的生命逝去的时候，他看着电视屏幕生出恐惧感，真不知道这种疫情能否阻断。

后来，在中央统一指挥下，全国支援武汉，终于战胜疫情，取得胜利，这让他真切地感受到党的伟大，人民的伟大，恐惧情绪也渐渐消逝了。

在工作中，每当全省"两会"召开前，他和政策研究室的同志便日夜奋战，撰写政府工作报告初稿，这个阶段，常有恐惧袭来，他担心报告不能把省情说清，更担心指出的前行方向不对省领导和人民群众的路子，只是在闭门造车。在生活中，秦明最担心的就是父母的身体，他们在农村，千辛万苦地把自己和两个哥哥抚养大，送自己读书，现在自己有了点出息，他们却老了，接他们到身边，他们说不习惯，其实是害怕给他添麻烦。他不放心，请人在家里安了几个摄像头，自己每天都要抽空看一看他们。可是，父亲却先一步走了，他现在担心母亲，准备接到城里一起住，母亲仍然不同意，好几次梦见母亲也撒手人寰了，醒来时全身发抖，这种恐惧感一直折磨着他。

2.干部不良情绪来源

情绪和病毒一样，看不见、摸不着，但是对每一个人而言，它又无处不在、无时不有，或悲或喜，或苦或乐，总是伴随着芸芸众生。

人的情绪究竟是从哪里来的呢？我们在本书一开始就讲人的两重属性，即自然属性和社会属性，然后讲到人的头脑对自身和外界的反应，自身是由两重属性组成的，外界则包括自然界、人类社会等等。人的情绪主要来自人的头脑对自身和外界的反应，也包括人的神经对自身和外界的反应。我们知道，在人体组成中，神经系统尤为重要，包括中枢神经系统和周围神经系统，它引领着人的所有运动。中枢神经系统由脑和脊髓组成，是人体神经系统最主体的部分。周围神经系统是除脑和脊髓之外其他分布于身体各处的神经，都与中枢神经系统牵连着、互动着。这个系统是一个完整的机制，自身或外界的种种矛盾经过这一机制的反应才转化为情绪，追根究底，情绪不是天上掉下来的，也不单是这个神经系统制造出来的，而是来自人自身或外界产生的种种矛盾。

前文案例中的主人公秦明是一个公务员，正厅级干部，这是他的社会属性，在省政府研究室里的工作，是党和政府赋予在他肩上的职责，只有老老实实、勤勤恳恳地工作，才能不负党和人民的期望。但任何人，都是在父母的养育下成长起来的，在这个成长过程中感恩赡养之情，作为人子皆有之，这是他的自然属性决定的。因此，在紧张的工作之余，他也有恐惧，对疾病的恐惧，对失去亲人的恐惧，他时时刻刻惦记着家乡的父母，当父亲去世后，他的悲伤，是这种打击后果在他头脑中的反应，这种痛苦让人难以接受，他每时每刻都害怕失去母亲，工作间隙，他总要把书柜里的父母合影拿下来，仔细端详。

他的工作是出色的，但他也有恐惧的情绪，当他在工作中遇到困难时，这是他的社会属性带给他的冲击，一旦忙碌，他感到充实，但有意外压力，他又会感到紧张，听说要给重要领导撰写汇报材料后，紧张感不约而至，担心参与撰写的政府工作报告文不对题、脱离实际。这是他首次从事这样的工作，自然有这样那样的担心，这是任何人也避免不了的，是这项意外的任务在他大脑中产生了意外刺激，产生紧张情绪情有可原。

工作上的焦虑，往往是压力过大造成的，特别是当一项难度较大、自认为难于承担的任务落到肩上时，很容易产生焦虑感。写硕士论文、博士论文，写工作报告、调研报告，写讲话稿、汇报材料，这些工作对于秦明来说都轻车熟路，但当省领导让他以最快速度写一篇感谢信时，他紧张了、焦虑了，头脑对这个任务的反应强度十分剧烈，在头脑中只有零星的相关记忆，但要写成一篇引起社会，尤其是广大医护人员共鸣的感谢信实属不易，让因此，是这项工作的难度引起了他的焦虑。

3.情绪管理方法论

当我们清楚了情绪的来源或者说产生的原因后，就可以有针对性地找到化解方法。

情绪并非来自头脑本身，也不是来自其他神经系统，而是自身、外界的纠结、矛盾或斗争在自身头脑或神经系统中产生的综合反应。解铃还须系铃人，这就要弄清纠结在什么地方？矛盾是怎样产生的？斗争的双方或多方是如何展开的？不弄清这些问题，就无法找到化解情绪之道。

我们继续来看看秦明的案例故事：

秦明的父亲去世后，母亲的意见是三个儿子回家后再安葬，两个哥哥都在同一个地级市里工作，听见父亲病危的消息后立即赶回去，是守在病床边看见父亲离开人世的。秦明没能看父亲最后一眼，一直是他心中的一个结，他觉得愧对父亲，回到单位后仍然自责。上班以后，政策研究室办公室主任把他离开单位时上报的请假单送来让他过目，这是一张A4打印纸，上面有个表格，包括请假时间、原因、审批人等栏目，他看见表格顶端留白处有一行主管副省长写的话："对秦明同志父亲因病逝世深表哀悼，请节哀顺变。"然后是副省长的签名。看到这些，秦明心里倍觉温暖，对领导的关怀生出感激之情。

当天，在省城工作的几位中学好友就知道秦明父亲去世的事，下班时，来车接他到一个小酒馆，一边吃喝，一边听他诉说父亲去世的前前后后，如何培养他上学直到参加工作的经过，直到最后他喝醉了，嚎啕大哭，他的妻子也在场，陪着他抹眼泪。

半个月之后，他的情绪渐渐平静，几位副主任请他喝茶，他愉快地答应了，在茶楼听他讲述父亲的故事，大家你一言我一语地安慰他，散席时，大家争着抢着结账，却发现他自己早已买单了。无论领导，还是同学、同事，这些举动温暖了他，安慰了他，使他很快走出了悲伤的困境。

不难看出，平时在工作中，由于多年的磨炼，他已达到从容不迫的地步，大事小事，大稿小稿，他都处理得十分到位。但当他头一次遇到为上级领导撰写汇报稿时，还是相当紧张的，这个时候，如何疏通紧张情绪呢？他主动作为，请主管副省长介绍起草这种"大稿"的经验，副省长不但实践经验丰富，而且理论水平高，还见过不少"大领导"，听了他的讲述，秦明心里踏实多了，写出来的稿子自然经得起推敲，受到了省领导的肯定和赞扬。

焦虑情绪是对头脑较大的冲击导致的。对秦明来说，写一封普通感谢信自然不在话下，但要给无数白衣战士写一封情真意切的感谢信却不是一件容易的事情，在他感到为难时，迅速开展调研，尤其是到抗疫一线去调研，与他们同吃同住，交流座谈，知道了广大医护人员的实际情况，有了真情实感，写起来便得心应手了，正是因为拿出了一封震撼人心的感谢信，发表在报纸上，并在网络上广泛传播，他有一种成就感、自豪感，心中的焦虑随之荡然无存。

秦明的恐惧来自生活，来自工作，是对未来不确定性的担心和害怕。长期做文字工作，自然希望自己撰写的报告能够发挥作用，但他常常在起草完初稿后就心神不定，猜测领导是不是满意，是不是怀疑自己在作表面文章，尤其是对撰写政府工作报告感到恐惧，自己率领二十多个"写手"集中精力、日夜奋战了好几个月，其中甘苦难以描述，初稿出来后，每次送省领导审阅，他都提心吊胆，害怕他与同事们的努力不被认可，担心报告内容脱离实际。省领导和征求各方面意见通过后，便是"两会"的召开，省长作报告后，又要关注人大代表或政协委员提出的意见或建议，直到大会审议通过后才能放下心来。

在生活中，他对父母身体健康状况的担忧已经持续了很长时间，父亲的去世让他悲痛欲绝，接着是对母亲的担忧，虽然家里安了摄像头，但母亲身边无人陪伴，他多次梦见母亲走在悬崖边滚落下山，或者门前的江水咆哮，将母亲冲得无影无踪。每当从梦中惊醒，妻子便紧握他的双手耐心安慰，让他不要总是把心放在老母亲身上，多想想眼前的生活，平时作息有规律、不熬夜，周末为他做可口的饭菜，陪他逛公园，打乒乓球，还约他的好朋友一起陪他喝酒聊天，日子一天一天过去，他渐渐恢复常态，开始练毛笔字，最近开始写书，总结多年的写作经验。

秦明的这个案例让人唏嘘感叹，引人深思。

4. 内心强大是情绪管理的根本

干部普遍遇到过情绪的波动，由于碍于面子很少有人与同事交流，不少人总是闷在心里，久而久之，就有了毛病，甚至产生心理障碍。如何克服紧张、悲伤、焦虑、愤怒、恐惧等不良情绪？这是大家普遍关心的问题。以故事中的主人公秦明为例，他身上折射出很多干部的影子。这么多年，秦明虽被种种不良情绪包围，但他既没有患神经官能症，也没有得精神病，主要是因为他在兢兢业业做好本职工作的同时，能够不断调整自己的心态，使内心逐渐强大起来。概括起来，我们认为以下几点非常重要。

一是注重锻炼身体。对于一个人来说，身体健康与心理健康是一个统一体，相互影响，身体好了，大脑等身体器官才能很好地运转，这是心理健康的物质基础，只有加强体育锻炼，才能使身体强健起来，从而使神经系统的每一个神经元都处于最佳状态。这样，对人本身或是外界都有及时准确地反应，也就有更好的精神状态。

二是注重饮食营养。现在许多年轻干部下班后不愿自己做饭，经常靠外卖送餐，不注重营养，偶尔吃一吃外卖还可以，但时间久了，对身体没有任何好处，有的落下了胃病的根子，对身体极端有害，一旦身体出了毛病，心理自然好不到哪里去。因此，年轻干部应该有意识地注重饮食营养，能自己做饭最好自己动手，有意识地注重荤素搭配。

三是做到作息规律。有些干部忙起来后不注意休息，时不时地工作到后半夜，年轻时身体硬朗，尚可以抵挡一阵，但年纪大了，不注意休息的话就会损耗身体，特别是对脑细胞的损耗非常可怕，它是不可逆的，只会越来越少。因此，无论男女老少，所有干部都应该遵守作息时间，该工作时工作，该休息时休息，尽量减少加班时间。

四是培养个人爱好。不少干部除了工作就是工作，没有什么爱好，遇到烦心的事时，没有解压途径。秦明的爱好不多，中年之后开始练习写毛笔字，如今越写越好，有时工作累了，他便拿起笔来写字，心定神闲，很快解压。再一个爱好是从小练就的，那就是写作，除了公文外，散文、诗歌他都爱写，陪领导出差时，一有空他就在手机上写上一段，闲下来时，翻看自己写下的文字，常有一种得意之感。

五是搞好人际关系。心理疾病产生后，最不愿意告诉领导和同事了，害怕他们不理解，甚至影响自己的政治前途，不少人就埋在心里，日积月累，问题越来越严重。但是，有几个好朋友就不一样了，秦明与几位高中同学的关系很好，有了心事便与他们倾诉，几杯酒下肚便化解了。最隐私的心理疾病，往往只有夫妻之间才能互相告知，这就需要处理好夫妻之间的关系，不能有了问题不让对方知道，而是开诚布公地互相交流，彼此安慰，共同寻找解决问题的办法。秦明的许多心事，都是与妻子一起化解的。还有与领导、与下级的关系也非常重要，处理好了，即使他们知道了你的不良情绪，也会来安慰你，而不是看你的笑话，甚至歧视你。

六是提高专业素养。说一千，道一万，作为干部，除了理想信念要坚定外，就是要苦练内功，掌握过硬的本领，当领导也好，当工作人员也罢，手头的工作一定要拿得起来，只有这样，才能种好自己的一亩三分地。关于专业能力的培养，必须引起广大干部的高度重视，要实现中国式现代化，没有一支理想信念坚定，专业能力高强的干部队伍是根本不可能的。对于干部自身而言，只有能力水平上去了，面对改革中的难题和障碍才不会手忙脚乱，各种不良情绪也就会有效纾解。

5.情绪管理是一项系统工程

　　情绪是人对自身和外界的反应，不良情绪是对各种不适、纠结或矛盾的反应，将这些不适、纠结或矛盾解决好了，情绪就会缓解直到消除。中医学概括的"七情"也好，我国心理学家概括的十多种情绪也罢，都有正面、负面情绪之分，我们所说的对情绪的教育和管理，主要是对焦虑、多疑、气愤、悲伤等负面情绪的管理，这对干部来说异常重要。

　　健康中国建设，总的来说，人们更重视身体健康，对心理健康，很多人认为是看不见、摸不着的东西，往往忽视甚至置之不理。对干部而言，也和社会上大多数人的看法一样，很少有人重视心理健康建设。

　　近年来，心理健康问题引起了各级各部门的高度重视，有的设立了心理咨询室，有的在医务室里专门安排了心理医生，更多的机关时不时地邀请专家举办心理健康讲座，提高机关干部的认知水平。

　　在各级机关，干部的情绪管控和心理健康教育管理是一个系统工程，应该多部门合作，共同做好这件事关每位干部、每个家庭的民生大事。这里我们提出几点建议。

一是设立心理健康辅导机构。一个机关，最好有一个心理健康辅导机构，统筹服务全机关干部的心理健康问题，如果有能力配备专职工作人员最好，无这个能力的话，可以由机关党委或者工会统筹，从各部门选择有相关经验或有服务热情的干部担任心理健康兼职辅导员，有一个相对固定的活动场所，聘请相关专家或医护人员指导，定期或不定期地分析研判机关干部的心理健康问题，发现问题，及时找到解决问题的对策。

二是经常组织心理健康讲座。邀请专家普及这方面的基础知识，多举一些案例，让机关干部不再对心理健康掉以轻心，从日常生活和工作中高度重视这一问题，掌握一些最基本的防范措施。

三是办好机关食堂。大多数党政机关有自己的餐厅，方便干部集中精力做好工作，有些食堂不注意营养搭配，多荤少素，油多盐多，口味重，让不少干部吃成了胖子，患上了脂肪肝，身体不好，直接影响到心理健康，这就需要后勤部门高度重视，切实将干部职工的健康放到首位，想方设法把餐厅办好。

四是开展体育活动。不少机关只重视工作，不鼓励干部参加体育锻炼，有的干部一个上午不怎么活动，到了中午去食堂吃饭，吃完饭后往沙发上一躺，睡上一觉后再移步办公桌前，时间长了，对生活没兴趣，对工作无热情，甚至产生倦怠感，心理问题接踵而来，这种现状，一定要竭力避免。

五是组织各种兴趣小组。机关里能人多，但大都各忙各的，"老死不相往来"，如果工会、妇工委或团委能够组织一个个兴趣小组，就可以把大家的积极性调动起来，打桥牌也好，下围棋也罢，大家聚在一起，说说笑笑，切磋技艺，工作的紧张感不翼而飞，这让干部的心情更加愉快，机关的气氛也更加和谐。

六是充分调动广大干部的积极性创造性。一个关键的调节因素就是干部的及时升迁，它是干部关注的焦点，直接影响着他们的情绪波动和身心健康。各级党委（党组）要关心干部成长，组织人事部门要按照德才兼备的原则，多为干部成长创造条件，要根据干部的素质气质各异、能力水平参差不齐等实际情况，公平公正地解决这类问题，是促进干部身心健康的关键。

第三章
干部面对压力的自我调适

　　压力，有物理性和心理性之分，物理性的压力是有形的，看得见，摸得着；心理性的则看不见，摸不着。对每个人来说，心理压力是外界压力在头脑中的反应，生活在这个世界上，每个人都要遇到各种各样的压力，有社会环境压力、理想与现实压力、信息潮与快节奏压力、职场竞争压力、家庭压力等，这些压力有工作上的，有生活中的，也有情感上的，不一而足。

　　对于干部而言，组织交付的任务，家人的牵挂，朋友委托的事情，都可能增加自己的心理压力，积极心理反应导致的是正面的压力，消极心理反应导致的是负面的压力，把工作或生活中的矛盾解决了，心理压力就可以减弱甚至消失，适度的正面压力甚至可以变成推动事业前进的动力。

1.工作压力现状

　　心理是头脑对外界的反应，对每个人而言，与其相关的人、物或事出现不适、矛盾或斗争时，在头脑中的反应就不会顺畅，烦恼、焦躁之类的情绪就会产生，如果难于排解，就产生了心理压力。人生活在世界上，只要有一颗上进心，就要遇到种种可以预料或者难以预料的难题，这些难题，就是前进中的障碍或阻力，在同它们进行斗争的过程中，如果能力强，可以克服，就减少或消除了压力。否则，现实的矛盾反应在头脑中，就形成挥之不去的压力。

　　各级干部肩负的责任较大，涉及公众利益，有一定权力，如果处理不好，出了问题，影响面大，破坏力强，这就需要干部从思想上重视起来，切实为群众排忧解难。责任意识就是压力意识，问题解决了，群众心满意足，干部的压力也就自然而然地减少甚至消除了。

　　工作压力是多方面的，一个一个任务压下来，能否有能力承担，这一点非常重要，如果担子太重，超负荷，超出自己的能力，那就有吃力感，即使接下了任务，也很勉强，很费劲，完成起来就比较困难，压力就大。

让我们一起来分享某县委组织部副部长曾顺利的案例：

2016年，是我国脱贫攻坚的关键时期，某省有个国家级贫困县，县委组织部副部长曾顺利按县委统一安排，到最边远的镇里担任一个村的驻村党支部书记兼脱贫工作队队长，他已48岁，这一年是他的本命年，县委有规定，不完成脱贫任务，一律不能提拔，如果无所作为甚至作风恶劣、违规违纪，就地免职。

他感到压力很大，但是，他认为既然组织上信任自己，就不能退却，就要把自己的才能施展出来，坚决完成脱贫任务。从县城出发那天，他踌躇满志，发誓一定要把村里的贫困帽子摘掉。到了村里，他才发现这里的贫困超出了自己的想象。让村里脱贫，最基本的是要做到"两不愁、三保障"，即不愁吃、不愁穿，保障孩子有学上、村民能看病、有房住。现在的情况是，吃饭的问题解决了，但穿衣的问题还没有解决，不少孩子竟然穿着打满补丁的衣服，这是他没有想到的。

曾顺利一到村里，就召集村"两委"的人开会，他在会上诚恳地说："来村里之前，想到过村里的穷，但没有想到这么穷。来村委会的路上，看到好几个孩子光着脚，穿着打补丁的衣服，心里很不好受。"

村"两委"的人看见县里的干部一点架子也没有，还这么细心，讲出的话都在为村里着想，就生出了与他精诚合作、大干一把的强烈愿望，村支书告诉他村里的党员状况，承认自己的带头作用没有发挥好，没能调动大家的积极性；村主任说村里还有十多套安居房没有建起来，没有自己的医务室和图书室，孩子们的上学问题倒是解决了，但学校在别的村子里，要翻山越岭好几里。

曾顺利一边听，一边记，一边琢磨怎么来解决这些问题。当晚，他独自躺在村委会办公室的硬板床上，想着村里杂七杂八的事情，无形的压力让他心绪杂乱，彻夜未眠。

曾顺利没有被问题吓倒，很快，他调整好自己的心态，与镇上派来的另外三位工作队队员合作，充分调动村"两委"和全体党员的积极性，开始攻克村里的贫困"堡垒"。他做的第一件事是在微信朋友圈里发布了一条消息，告诉朋友们他到一个山清水秀、风景优美，但因自然条件所限至今还没有摆脱贫困的村里担任扶贫工作队队长了，村里还有不少人没有解决穿衣问题，希望朋友们伸出援手。

他的大学同学分布在祖国各地，看见他发出的消息后，纷纷捐款捐物，没过几天，镇里的邮递员送来了取款和包裹通知单，工作队队员开车从镇上取回了捐款和包裹，曾顺利和村支书、村主任商量后，把村委会会议室临时作为捐赠场所，让工作队队员拉上几根铁丝，将衣服挂在铁丝上，通知村民来选择合适的衣服、鞋、帽等，起初曾顺利担心村民会嫌弃这些捐赠的物品，没想到有一两个人开始挑选后，其他人也跟着挑选了。

曾顺利带了头，其他工作队队员也发动自己的好友捐赠，大大小小的包裹来到村里，不少爱心人士还从商场购买了新衣服寄过来，令人感动不已。更让曾顺利和工作队队员高兴的是，村里的人穿上捐赠的衣服后改变了对工作队的看法，起初他们认为这个工作队只是来走走过场而已，哪想到在为村里人办实事。

曾顺利来村里之前，就在想如何启动村里的具体工作，比如盖房、修路等等，但无论如何也没想到是组织募捐衣服，现在这个事办成了，而且彻底解决了村里的穿衣问题，他很高兴，有了成就感，为推动村里的发展增添了信心。

对于村民来说，医疗问题十分重要。镇上也有一家医院，但这个村离镇上很远，村里连一个卫生室都没有，有人病了，只能跑到外村去看病，要住院，就到镇上。曾顺利决定帮村里建一个卫生室，村委会倒是有闲置的办公房，但没有药品和医疗器械，更愁人的是没有医生，怎么办？他想，自己是县委组织部副部长，请县属各单位帮忙应该问题不大，以前，从未因为私事求过别人，这一次，为了村里，他要向相关单位开口了。

他第一个电话打给县卫生局局长，把他想建卫生室的事说了，请求给予帮助，局长没有怠慢，迅速做了安排。第二天，镇卫生院院长亲自到村里找他，汽车后备箱里装满了一些常用的医疗器械和药品，曾顺利十分感动，更让他想不到的是院长主动提出了为村里免费培养村医的办法，那就是在村里选一个青年，初中毕业即可，到镇医院去培训一段时间，学会简单的医学知识，然后回村服务。这件事很快就办妥了，当晚曾顺利与工作队队员们吃饭时抑制不住兴奋，多喝了几杯村民自酿的白酒。

一个人的心情，是与自己承担的任务紧密相连的，当这个任务逐步得到落实的时候，压力也就一步一步地缓解。但是，一旦任务超出了自己的预期，甚至觉得难以完成时，压力也会同任务一样沉重。

曾顺利感到最难啃的骨头是建设保障房问题，在他来村里之前，大部分村民已经建好了，但余下的十多户难度较大，大部分建房款由国家补助，但每家还得自筹一部分，这是根据每家经济状况不同综合测定的，想不到的是那几户深度贫困家庭根本拿不出钱来，这就无法往前推进了。曾顺利听到这个情况后带着工作队队员专程前往最贫困的那一家查看，哪知房门大开，却不见人影，环顾四壁，被柴烟熏得漆黑，屋内空空荡荡，除了两条板凳上面放着一个门板当床外，几乎一无所有。

曾顺利十分伤感，他没有想到村里还有如此贫穷的人，走出门外，正待离开，远处传来了嘈杂的声音，循声望去，村主任和治保主任之间拥着一个蓬头垢面的人，后面还有几位村民推搡着，这就是这家人的主人，也只有他一个人，曾顺利看见这个场面，一股悲情油然而生，他迎过去对村主任说："你们把他交给我，我和他聊聊。"

当其他人离开后，曾顺利坐在门板床上与户主进行了一场异常艰难的对话。曾顺利问了几个简单问题，发现户主都能如实回答，就判断这个人在认知上没有多大问题，这才问他为什么被大家称为"懒汉"，户主说他以前并不懒，父母去世后，想结婚，但因太穷，没有人愿意跟他，他觉得活着没有什么意思，好几次想死掉算了，后来发现好死不如赖活着，就不寻死了，也不愿干活，吃了睡，睡了吃，扶贫的来了，还给他钱，起初也想种地，后来觉得太累，就什么也不干了。

曾顺利耐心地给他讲国家为什么要实施脱贫攻坚，告诉他光靠国家和其他人帮扶也不行，你自己也得配合，特别是保障房建设，现在你的房子这么旧，成了危房，不加紧重建是不行的。户主说："我以前有点和村干部对着干，因为他们谁都看不起我，嫌弃我，后来我听说保障房建不起来的话，他们就完不成脱贫攻坚任务，就要挨批，我就干脆不建了，让他们着急，这不，他们都开始求我了。"

曾顺利听着户主说话，因为户主说出的村干部对完不成扶贫任务的担忧，正是他近几天犯愁的地方，全村哪怕有一户没有完成保障房建设，脱贫任务就完不成。这场谈话之后，户主看到了工作队对自己的尊重，表示一定全力配合保障房建设。

　　还有几户深度贫困户，对安居房建设是衷心拥护、全力配合的，但经济的窘迫让他们无能为力。曾顺利想起了县里两家银行的行长，他相信只要自己开口，贷点款是没有多大问题的，但他又想，即使贷出来了款，今后谁来还这个钱呢？想到这里，就犯了难，一下子没了办法。有人说，能够用钱解决的问题是最好解决的问题，但在曾顺利那里却成了难题。

　　那些天，他在村里焦虑不安，甚至梦见自己突然成了大款，拿出钱来为村民建房。一切问题的解决，除了外力帮助外，一定要从自身寻找突破口。曾顺利开动脑筋，开始挖掘村民的潜力。一是动员村里几个富裕户给贫困户借款，由他和工作队做担保，一年后还清；二是家家户户种植柑橘，形成规模效应，由工作队负责统一销售，提前找到购货方，这里的柑橘个大皮薄超甜，但由于分散种植，销售不畅，村民没能得到实惠；三是组织年轻人外出打工，优先考虑贫困户家庭，这一点，是与县人社局局长沟通后提出的。

　　虽然想了不少办法，但钱的缺口仍然不小，曾顺利几乎跟县里的每位"一把手"打了电话，请求他们的支持，但不是说财务制度不允许，不能借钱；就是说现在单位都在过紧日子，不能搞捐赠。

　　万般无奈之下，他向做企业的朋友开口了。单纯捐赠，可能性不大，因为捐赠方都希望有所回报，减少税钱是一方面，最好能够为公司做个宣传，扩大扩大影响。企业老板大都希望能够当上人大代表或者政协委员，这对企业是个肯定。

怎么办？他确定硬着头皮也要请求捐赠，因为借款的话，村民还不了，也会成为自己的负担。他担心遭到拒绝，没敢直接打电话，提前写了一大段充满感情的话，鼓足勇气跟他认为可能捐赠的企业朋友发短信或微信，毕竟是朋友，都很快做了回复，但效果不理想，都婉拒了他，他不死心，向大学时的室友发出了请求信号，两位室友又向他们的企业家老总发出了请求，当他在村里接到室友的肯定答复时，他像范进中举一样在村委会门前大喊大叫："同学帮我要到钱了！同学帮我要到钱了！"

有了钱，村里的保障房建设速度加快了，年终时，省、市、县三级扶贫办分别派出工作组前来验收，都认为达到了要求。曾顺利就是这样一门心思扑在工作上，最后让村里摘掉了贫困帽子。他和工作队离开村里的时候，村民眼含泪水，依依不舍，他也难于抑制自己的感情，上车时，终于和队员们一起哭出了声音。

在他看来，这一年在他人生里具有无比重要的意义，虽然工作任务重，心理压力大，但都被自己克服了，许多困难，不少矛盾，坐在办公室里想象是一回事，真正到了田间地头又是另一回事，矛盾再多，任务再重，一定要分清主次，一步一步来，不能急于求成，问题不解决，心里就是一个结，只有解开了矛盾，心里的结才会解开，压力才会减弱。

干部普遍还面临一个升职晋级的压力。有事业心，工作做得好，到了升职晋级的年限，自然而然就要想到自己能否按期晋升。在党政机关工作的人都清楚，自己在各方面表现不错，又做出了成绩，即使心里认为早已达到晋级资格，但你不能自己主动，去找组织提出要求，而是要组织上主动找你，现在也有不少初入职场的年轻人不顾这个"潜规则"了，认为自己够格了，就主动去找，往往达不到自己的目的，就生气，发牢骚。

曾顺利从大学毕业起就在县委组织部工作，从一般干部到副部长，他对干部的升职晋级是如何运作的一清二楚。因此，他在工作中除了埋头苦干外，从不向领导提出类似要求。

2017年初，他完成脱贫任务后回到原岗位，心里想，组织上应该考虑自己的晋升问题了，两次走进部长的办公室，汇报工作是一个方面，还有一个方面是探探部长的口风，觉得自己的晋升可以提到议事日程了，但不能由他自己说出口，希望部长主动提及。

部长是个聪明人，也十分务实，当初让曾顺利下乡扶贫，就有提拔他的打算，在曾顺利回单位之前，专门就他的晋升问题向县委书记做过一次汇报，县委书记问部长的意见，部长说县委几个部门的正职都是满的，且都不到退休年龄，县政府所属的几个委办局，只有财政局和审计局的局长快到退休年龄了。

　　县委书记对曾顺利的扶贫工作也给予肯定，打算提拔他，听了部长的汇报，觉得安排到审计局任职比较合适，就把这个想法告诉组织部长了。曾顺利两次进组织部部长的办公室，每次谈话到最后，总是欲言又止，部长本想把县委书记的表态告诉他，但又觉得违背组织原则，不太妥当，就没有说出口。

　　曾顺利自认为是一个经受得住组织上考验的人，当他做出了一些成绩时，就增加了底气，总觉得组织上一定会提拔自己，但当一时看不到希望时，他心里自然又会生出消极情绪，干工作的积极性就会打折扣。

　　过了几天，部长看出有些不好的苗头了，就找了一个一起到餐厅吃饭的机会告诉他，县委书记对他在脱贫方面做出的成绩给予充分肯定。他嘴上说感谢，心里却在埋怨，觉得既然肯定了自己，那就应该提拔。

　　部长看出了他的表情，安慰道："县政府有两个局长要退休了，会考虑你的。"听了这话，他掩饰不住兴奋，问是不是真的，部长做了肯定回答。

　　他在组织部工作，对财政和审计两个局的局长就要退休的事很清楚，也曾生出过当局长的愿望，但没有想到部长会主动提起此事，按他多年与部长合作的经验，只要部长提出的意向，都是经过再三斟酌，甚至和县委书记交换过意见的。

　　这时，他最希望的是部长告诉他底牌，即担任哪个局的局长。于是他试探地问："我知道财政局和审计局这两个局长要退休，财政局局长先退，您觉得安排我到哪个局？"组织部部长没有把与书记商量的情况说出来，只是说："你也知道，这得上常委会研究。"曾顺利判断，自己担任其中一个局的局长是十拿九稳的事情了，多日灰心丧气的情绪得到缓解。

不难看出，一个人，在晋升的道路上有了进展，高兴之情是可以理解的。但是，当有了一丝希望之后，却又把这种希望扩大，甚至生出非分之想就很不应该了，这也是增添烦恼，成为增加压力的原因之一。部长告诉曾顺利可以担任一个局的局长之后，作为党的干部，就应该感谢组织上的关怀，组织上的信任，但曾顺利却不然，他考虑的是，近年来，由于财政局局长掌管着全县的"钱袋子"，各部门、各乡镇都求着他，也最容易做出成绩，县里提拔副县级干部，要从"一把手"中挑选，几乎每任局长都升为副县长了，而审计局做不出什么显眼的成绩出来，所以很少有升上去的。现在是财政局局长先退休，他要想方设法当上这个局长。

如果只是心里想一想，也不碍事，但是如果付诸行动，就另当别论了。在同事们眼里，曾顺利是个久经考验、组织观念很强的人，但没有想到的是，在个人晋升问题上出现了心理纠结，甚至在行为上出现了反常现象。他在家里征求妻子意见，是当财政局局长还是审计局局长好，妻子说："当然是财政局局长！"

他又问："我该怎么办？"

妻子说："找呀！直接找书记呀！"

曾顺利是一个不愿意求人的人，在村里扶贫时，用他的话说是"为了村里的群众硬着头皮求爷爷告奶奶"，他从未为个人的事求过人，但这一次却和妻子意见一致，打算去找找书记了。

当他来到书记办公室门口时，犹豫再三才去敲门，书记热情地与他握手，说他为机关干部带了好头，树了榜样，光荣完成了驻村脱贫任务。他也很高兴，很激动，把村里几项重点工作向书记做了汇报，他很想书记主动谈及重用他的事，但他没有听出书记有这个意思，就以试探的语气问："书记，财政局局长马上就要退休了，您看把这个担子压给我，有没有可能？"

书记有些不快，反问他："你看呢？"

他没敢看书记的脸，紧张地说："我大学是学经济的，这个局长我可以胜任，希望您和组织上考虑。"

书记说："这个事还得常委会研究。"

曾顺利十分尴尬地说："还请您考虑考虑。"然后匆匆走出书记的办公室。

曾顺利很快发现，自己去找书记这件事成了他人生中的一个败笔，当天下午他就遭到了部长的严厉批评，部长找他谈话，无不痛心地说："老曾啊！你也是受组织教育多年的干部，又在我们部工作，哪能干出这么糊涂的事呢？"

曾顺利非常懊悔，询问部长有没有什么补救办法，部长说："你也不提前和我商量商量，这么冒冒失失，我只能一个劲儿地夸你平时工作做得好，替你赔不是。"最后叹了口气，摇了摇头。

不久，县财政局的副局长被提拔为局长，办公室主任提拔为副局长，曾顺利一时看不到希望，十分失落，认为是自己找书记的错，否则，这个局长应该是自己的。

回到家里，跟妻子说了心中的想法。妻子是县一中的老师，说话带着情绪："你一天到晚一个油盐不进的样子，只知埋头拉车，不知抬头看路，人家去看书记都是大包小包地进家里，哪有你跑人家办公室去的，何况还空着两只手。"

曾顺利没有否认妻子的话，只是一个劲儿地摆手，让妻子住口。到了单位，部长看见他情绪低落，知道是没有当上财政局局长的事，就安慰他："老曾，你可要想得开一些，财政局局长的位置出来了，那么多符合要求的人想当，也不一定非你不可啊！"

曾顺利说："我看得开，不去找书记一趟就好了，这一趟找的，用老婆的话说是不如不找。"就把妻子的话跟部长复述一遍，部长说："这你可别乱说，书记那人我熟悉，从来不收礼，去年过年我提点山货去拜年，话说完后，出门时硬是让我把山货提回来了。"曾顺利半信半疑，询问部长他应该如何处理好与书记的关系，部长告诉他这件事就算过去了，不要往心里去，继续老老实实地把工作做好就可以了。

在机关工作，遇到了好领导、好同事是最大的幸运，许多心理疾病，本已埋藏在心底，随时会因为外界的刺激而暴露出来，有了领导和同事的安慰，加上恰当的自我调节，矛盾就会解决，压力就会缓解，心理自然就会健康。

曾顺利与书记谈话后，加上妻子的不良言词，让他心中纠结不已，成了他的一块心病，但是部长发现后及时与他沟通、谈话，在不违背组织原则的情况下及时告诉他实情，让他看到希望，找到信心，心结自然打开，他就不至于走进死胡同。

曾顺利一如既往地努力工作，有时静下心来，他也不得不想一想自己的前途，特别是审计局局长退休之后，妻子逼着他去找书记、找县长、找组织部部长，他的心理压力很大，经常失眠，用妻子的话说，那就是没有天上掉下来的馅饼，没有那种好事，你不找，别人就去找，找了不一定是你的，不找绝对不是你的。他与部长熟悉，就去征求意见，部长建议还是不要去找书记、县长了，由他来推荐。曾顺利感激不已，紧紧地握着部长的手不放。

本来，随着时间的流逝，曾顺利的心情日渐平和，但是县审计局局长人选的确定再一次让他失落，部长向书记推荐的人选是曾顺利，但县长推荐的人选是原来的副局长，这就让书记为难了，那次曾顺利找书记，虽然当时留下了不好的印象，但书记是个十分公平的人，任命财政局局长后，看见曾顺利的工作没有受到影响，而且没有听到闹情绪的反映，加上组织部部长竭力帮他说好话，书记认为这个干部还是可用的，也想让他做审计局局长。

可是县长提出的人选也不能不考虑，县长的理由很充分，那就是由原来的副局长接任，这个副局长长期在审计局工作，不仅业务熟悉，而且任劳任怨，书记说常委会上再研究，研究的结果是大多数同志认为应该提拔原来的副局长，书记接受了大多数同志的意见。

组织部部长参加了常委会，虽竭力推荐曾顺利，但对大家的发言表示理解，也不好多说什么。当曾顺利得知不能提拔他为审计局局长的时候，那种失落感着实让他难以接受，因为组织部部长曾跟他说起过两个退休的局长，至少有一个是由他来担任，虽急了一点，找了书记，即使未被提拔为财政局局长，心中有些不快，但自己照样努力工作，还对审计局局长这一职位充满期待。现在的结果让他的期待落空，他到部长办公室讲述自己的失落和不满。

部长实话告诉他，这个结果也是部长自己没有想到的，但请他一定要理解，就把书记如何推荐他，其他同志如何推荐审计局副局长的情况跟他说了，他半天没有说话，末了，他说："既然是组织上按程序办的，我也没办法。"部长鼓励他，告诉他同志们都是肯定他的工作的，职务问题迟早都会解决的。他无奈地笑了笑："但愿吧！"

每位干部都有成长的愿望，条件成熟了，都希望能够按时晋升。但是，每个单位每个部门的干部职数是一定的，对一个县而言，党委系列几个正处，几个副处，几个正科，几个副科，包括多少一般职务的干部，都是确定的；政府系列、人大系列、政协系列等，也都是确定的，特别是正处、副处级干部，全县数额很少，大多数人在县里奋斗一辈子，也没能达到这个级别。

曾顺利有个愿望，那就是在退休的时候，无论如何要奋斗到副处级，现实的情况让他有些信心不足了，在驻村扶贫的时候，他几乎忘记了职位升迁问题，事情多，压力大，一门心思放在如何摘掉村里的贫困帽子上，但真正完成了任务，回到县城，加上周围的人都认为应该提拔他了，他自己也觉得和不少干部比起来，应该够资格了，便三天两头想到提拔的事。

在此期间，妻子起到了火上浇油的作用，经常埋怨他窝囊，让他主动去找领导，他那颗本已躁动的心更加焦躁了。

部长待他很好，但毕竟要讲组织原则，不能把组织上商量的事全部告诉他，只告诉他有两个局长要退休，这是他自己也知道的，但他从部长口里听出了希望，就有了晋升的信心，越是在这个时候，越应该冷静，作为党员干部，不能向组织提个人晋升的要求，但他在妻子怂恿下，直接去找书记，如果最后的结果达到了他们的心愿，当然高兴，会认为书记是真公平、真公正，但没有达到目的时，他们自然有了怨言，先从书记身上找毛病，再从自身找问题，最后产生了难于排解的心理矛盾，甚至背了很大的心理"包袱"。

部长发现他的问题是及时的，做了很多工作，他也在不断自我反省，反思哪里做对了，哪里做错了，多次责怪自己，确实不应该冲动，不应该跟组织上要待遇。但是，每当回到家里，妻子的话又让他情绪不稳，比如"会闹的孩子有奶吃，我对学生也那样！""你都快五十的人了，再不上就什么也赶不上了！"之类，这对他的压力很大，他那颗心就再也平静不下来，波动不已。

没有当上财政局局长，他有落差，之前他的打算就是当这个局长，因为当上了就很有希望当副县长，这种心理预期一旦与现实相撞，预期越大，落差就越大，处理不好，必定带来心理创伤，他郁闷过一段时间，但他知道县里的实际情况，便独自把现有的干部比较来比较去，最后发现组织上提拔的人是合适的，渐渐也不再纠结，因为这时还充满了希望，想到了部长所说，两个退休局长的位置，至少有一个是自己的，但是当审计局局长还不是自己时，他再一次落入失望的境地了。

心理是头脑对现实的反应，当现实与头脑中的预期不一致时，就需要及时调适，落差太大，甚至超过了极限，心理疾病就会产生。

部长及时做工作，是外界的干预，这是十分必要的。干部中产生心理疾病的人数在不断增多，很大一个原因是没有人对产生问题的同志及时做疏导工作。有时，几句安慰的话，就能让一个陷入迷茫的同志看到希望，再有一些实际的帮助，他就可能走出困境。

曾顺利发现审计局局长还不是自己时，他先是认为组织上没有关心自己，然后认为部长骗了他，在他看来，部长不是说好了两个局长有一个是他的吗？怎么又变了呢？当他听到部长的解释后，他的心里好受了许多，但回到家里，妻子笑话他，认为他太老实，部长说的那些只不过是个表面现象，真实的情况是他在关键时刻只是守株待兔，静候局长职务落到自己头上，那个副局长多精啊！请县长帮忙，那县长迟早要接书记的班，书记能不听他的吗？听了妻子的话，曾顺利也觉得有几分道理，心中的郁闷又增加了。

曾顺利的情绪变化太大，以至于组织部的大多数人都发现了，以前上班时，无论遇到谁他都主动打个招呼，现在却一声不出，让人觉得看不起人似的，吃午饭时，进了单位餐厅也不和人说话，打了饭菜，自己选一个僻静的桌子，埋头吃完便走，以前是要围绕办公楼转一圈，散散步，多是陪着部长，现在直接回办公室，呆呆地坐一会儿，然后躺倒在沙发上，想睡午觉，却怎么也睡不着。

部长是个十分敏感的人，早已注意到他的反常，知道他在为提拔的事闹情绪，就抽时间到他办公室去交流思想，没有想到的是他竟然不再热情，这让部长很生气，但又不好发作，只好找话安慰他。部长说："老曾，你的事我是努力了的，书记也很上心，你可不能因为这个事一蹶不振啊！"

曾顺利冷冷地说："你先前不是告诉我两个局长有一个是我的吗？"

部长说："情况不都在变化中嘛！更何况我只有推荐权，不能说了就算，即使是书记，他也得听大家的意见。"

曾顺利说："当时机关选驻村扶贫的人，没人报名，你征求我的意见，我没有迟疑，你不是说只要完成脱贫任务，回来就提拔的吗？"

部长十分愧疚："这是常委会定的，我记得这事儿，不会变的，你放心，我还会为你争取的。"

"争取？"曾顺利生气地说，"空出两个名额，一个也不给我，这不也是常委会定的吗？上会的时候，怎么没人为我说说话呢？"

"老曾，书记也好，我也好，都为你说话了，这主要是其他人不推荐你嘛！"部长说，"你作为我的搭档，我们一直合作得很好，我能不为你着想吗？"

曾顺利听部长说得诚恳，就与部长推心置腹，说到了工作，说到了提拔，说到了家人的不解，等等，最后，还委屈地流下了眼泪。部长劝了劝他，待他心情平静后才离开。

　　干部晋升问题，在每个干部心里看得很重，与工资多少、分房面积、办公室大小都有关系，尤其是在家人面前，在熟人眼里，都会有不同看法，有些干部认为：县城就那么大，大家抬头不见低头见，当你担任了要职，别人自然高看你一眼。

　　曾顺利接受过高等教育，平时爱看书学习，自认为是一个脱离了低级趣味的人，但他挡不住周围环境的影响，妻子说他两句，朋友劝他几句，尤其是那种替他打抱不平的劝说，不能不让他难受，有时他追问内心，发现自己也并不是一个纯粹的人，还是想晋升，想在家人和朋友同事们面前风光一点，尤其是他完成脱贫任务后，觉得实打实地做出了成绩，竟有点居功自傲的意思了，想起了当初下乡前部长跟他谈话时的许诺，想起了部长说有两个局长要退休的情景，他越想越生气，觉得部长在骗他，这个问题不解决，就在心里产生了压力。

　　部长以朋友的口气与他谈话，这种交流非常必要，多听他倾诉，在这个过程里，他会把自己的矛盾点告诉你，作为领导，就要把实际情况告诉他，让他感受到真诚，因为他是党员，还要让他感到组织的温暖，适时提醒他不能向组织上提过分的要求。部长做得很到位，让他感到没有忽视他，而且告诉他并没有忘记当初的承诺，还要请求组织上解决他的问题。

　　曾顺利对妻子的话是非常在意的，但他一直对妻子有意见，用他的话说就是"这人在家太霸道了，训我像训她学生一样"，他之所以选择驻村扶贫，很大一部分原因是想跟妻子分开一段时间，女儿已经到外地上大学去了，两人在一起经常吵架，都是些鸡毛蒜皮的小事，但令他烦躁不安，他说驻村那段时间，人虽累，也有压力，但那是工作上的，看得见，把任务完成了，压力就没有了。

但在家里不行，一个经常骂他的话是"你看你大学同学在省里都当副厅长了，你还是个副科长"，在他听来很刺耳，但又不好发作，这次驻村，妻子本来是不同意的，说去那穷地方干吗呀？但听他说完成脱贫任务后可以晋升，就勉强同意了。现在回城了，先是说有两个局长可以当其中一个，后来哪一个也没有当成，这就给妻子添了骂他无能的借口，三天两头找他出气，妻子一点也不顾他的情绪，越是骂他，甚至还挖苦讽刺他，他的心理压力越大，每当这种时候，他就跟妻子说"我出去转转"，然后毫无目的地绕着县城散步。

曾顺利是幸运的，他遇到了好领导，组织上也一直关注着他，他"失常"几天后，很快就恢复过来了，继续踏踏实实地做工作。

不久县里空出一个副县长位置，县长仍然推荐财政局局长担任，但因为任职年限不够，还没上常委会就被书记否决了。大多数常委推荐人力资源和社会保障局局长接任，这就空出人社局局长的位置。组织部部长竭力推荐曾顺利，书记也首肯了，常委会上，再也没有引起争议，曾顺利被确定为推荐人选。因各局一把手都要经过县人大常委会决定任命，没有想到的是他以全票当选，这在该县近年来比较少见。

人逢喜事精神爽，曾顺利担任人社局局长以后，以前在晋升方面的不快一扫而光，他到部长办公室去感谢，去书记办公室去感谢，先去拜会主管副县长，又去县长办公室表态，一定努力工作，不负众望。更让他得意的是回家以后，妻子一改往日骂骂咧咧的态度，主动与他示好，他竟然有一种大获全胜的感觉。

但是，没有想到的是，原来的副局长资格老，经验足，没能接任局长心中不服气，也就不买他的账，不配合他的工作，这就给他带来了新的压力。

他虽在组织部工作多年，对人事工作熟悉，但人社局管理的范围大得多，不像组织部只管理副主任科员以上的干部，人社局除管理全县科员以下的干部外，还负责劳动仲裁、社会保障等方面的服务工作。这个局单独有一栋办公楼，局机关有1个办公室和4个股，下属3个事业单位，即人才交流服务中心、社会保险服务中心和劳动仲裁服务中心。

曾顺利到人社局上班第一天，就想与副局长商量工作，电话打到副局长办公室时，竟无人接，便打手机，副局长接了，曾顺利热情地跟副局长说话，但对方却很冷淡，弄得曾顺利十分尴尬，但局里的工作摆在那里，不能耽误，就请副局长到他办公室去，副局长说他在外面有点事，办完回机关时跟他联系，然后挂了手机。

曾顺利碰了钉子，非常窝火，心想这人的心眼也太小了，之前他当组织部副部长时，这副局长对他还很客气，每次见面都尊称"曾部长"，现在来局里当了局长，连个称呼也没有了，直接称"你"。更让他生气的是，副局长回到单位后，不直接到他办公室去，竟然给他打电话，让他去对方办公室。

曾顺利本想发火，但想到以后合作的日子还长，先把这火憋着，低着头到副局长办公室。副局长开门见山地说："你也知道，我不欢迎你来，我在局里干了一辈子，没功劳，也有苦劳，我都伺候过4任局长了，这次局长当了副县长，好不容易来个机会，你又过来把位子占了！"

曾顺利说："这是组织上安排的，不能怪我。"

"组织背后也是具体的人在操作，你们组织部占的地形好，看得到全县的情况，哪儿空个位置都会被你们盯上，先前财政局、审计局的局长位置空出来了，你怎么不去呢？偏偏把我的位置抢了。"副局长越说越生气。

"你的心情我可以理解，但有些事不是我们自己能够把握的。"曾顺利立刻想到了当初自己的伤心事，不堪回首，更加珍惜现有的位置，也用组织部部长劝说自己的方法做副局长的工作，发现难度较大。

　　曾顺利到了一个新单位，工作十分繁忙，天天加班加点，主管副县长是个拼命三郎，布置任务后总要提出严格要求，一会儿一个电话催办，这给曾顺利造成了极大压力。但他是个扎实做事，也善动脑筋的人，把每项工作完成得很好，受到领导好评。

　　最让他头疼的，还是与副局长的合作问题，他有好几次想发作，但碍于面子，为了团结，都忍了下去。他想过向主管领导汇报，但他担心领导骂他无能，连个副手都管不好，还有一个心理，想到当初他和副局长也有类似的经历，就没有告诉领导实情。这些问题不解决，始终在他心里是一个难于解开的结，久而久之便积累起来，偶尔生出了想报复副局长的恶念。

　　副局长也不是一个省油的灯，他也仔细想过，与曾顺利之间并没有私仇，但毕竟把自己的位置占了，如果对曾顺利百依百顺的话，局里的工作都会压在自己身上。再有，他认为曾顺利是从组织部过来的人，年龄又比自己小，各局之间调动起来方便，自己长期在人社局工作，其他局的业务也不会，如果让曾顺利感到难于合作，就会自寻门路往其他局调动，自己也就有了机会。如果只是这么想想也问题不大，但他却在工作中付诸行动，有时甚至设置障碍。

　　曾顺利与副局长的矛盾终于在一次全局股级以上干部参加的会上爆发出来，事情不大，局里准备组织一场人才招聘会议，人才交流服务中心已经准备很长时间了，中心主任汇报方案后，曾顺利给予肯定，但副局长当即否定，两人争执起来，会场出现混乱。中心主任是位女同志，紧张地说："既然领导有不同意见，我们等领导统一意见后再说。"

没有想到曾顺利很固执："这个方案就这样，不动了！"

副局长也不示弱："这个中心是我分管的，我不同意不能办。"

曾顺利口气变得强硬："我是第一责任人，出了事我负责，马上落实！"

副局长不再说话，站起身来，和曾顺利招呼也不打，匆匆离开会场，到会的干部一个个目瞪口呆。

曾顺利觉得还不解气，迅速跑到主管副县长办公室汇报，说了副局长不少坏话，副县长看见他们之间的矛盾已经很深，做了很多说服工作，让曾顺利带头，把团结搞好，把队伍带好。曾顺利对副县长说："这个人才交流服务中心由我来分管，您看行不行？"

"你在组织部时也是管的这一块儿，我看可以。"副县长说，"不过你们局里要商量着办，不能闹矛盾。"

曾顺利在回人社局的路上，还在琢磨着如何"治住"副局长，回到办公室，推开门，电话就响了，他一接，把他吓坏了，是县长打来的电话，县长告诉他与副局长不应该在会上争吵，作为局领导，一定要带好头，做表率，末了，县长说："我看你们这么不团结，最好的办法是把你们分开。"

"对不起，县长，我没带好头，我们一定改正。"曾顺利胆战心惊。

挂了电话，曾顺利想，谁这么快就反映到县长那儿去了呢？可能是副局长，也可能是其他在场的干部。

一个干部，到了一个好的工作环境工作是非常重要的，如果工作做得再好，但与同事不团结、闹矛盾，就会让心里不愉快，如果矛盾不及时解开，就会产生心理压力。与领导之间产生矛盾，甚至导致对自己的不信任，那种压力就会更大一些，不少心理疾病都是由此而来。

曾顺利与副局长之间公开矛盾之后，他自认为在局里的威信受到了影响，虽然进行了弥补，但他觉得一时难于挽回了。主管副县长了解他，对他平时的工作是肯定的，所以没有过多责怪他，当他提出自己要分管副局长所管的人才交流服务中心时，其实是有私心的，是要压一压副局长，他清楚副县长不会拒绝他，这也是他自己找回自信的一个策略，让局里的干部感到他是说话算数的人，与他对着干是没有任何好处的。但他接到县长的电话后，又有些后怕了，县长是一个作风硬朗、雷厉风行的人，说话很是强势，既然知道了他与副局长的不和，必定会有所动作。他越想越觉得事态不妙，立即跟主管副县长打电话，把县长来电话的事做了详细汇报，并担心自己会被调整。

　　不难看出，这个案例中的曾顺利和每一位党政干部一样，身在"官场"，就要面对各种不同的人或事，无时无刻不与这些人或事打交道，处理好了，心里就顺畅，否则就会纠结。当身处矛盾之中时，反应在大脑中的就是这样那样的压力，压力的强弱，是伴随着解决外界矛盾的好坏程度而变化的，会解决矛盾的干部，压力自然就小，否则就会痛苦不已、烦躁不安。

　　这个案例告诉我们：对各级干部而言，素质不高、能力不足带来的工作压力较为普遍，这就要加强学习和锻炼，干什么学什么，缺什么补什么，多在实践中摸爬滚打，只有真正成为事业上的行家里手，才能服众，才能切实挑起领导重任。那些靠溜须拍马、"耍嘴皮子"上任的干部迟早会被事业淘汰，也会受到群众的唾弃。

　　各级干部在工作中，有些压力并不来自工作本身，而是与领导、与同事的关系处理，这也是曾顺利这一案例带给我们的启示。工作压力是存在的，但他可以克服，他有晋升的需求，就要与领导和同事产生这样那样的关系，有的矛盾他可以靠自身努力解决，但不少矛盾是要在别人的帮助下才能解决的，矛盾反应到大脑，就会产生心理压力，不解决矛盾，压力就不会消失，解决了，无论是靠自己还是别人，心理压力就没有了，人也轻松了许多。

2.压力的家庭成因

对每个人来说，一生中无时不伴随着压力，压力的大小与人的感知关系很大，有的人工作不顺，家庭不和，但敏感度不高，在头脑中刺激不大，也就感受不到太大压力，但敏感度高的人，压力就变大了。

干部大都敏感，这就要妥善处理好各种压力。工作上的压力是一个方面，几乎无时不在，把工作理顺了，做好了，就可以缓解甚至解除压力。在为党和人民做好工作的同时，照顾好自己的家庭也至关重要，有时甚至会直接影响到自己的工作。而在家庭生活中，最重要的则是抚养孩子，经历过的人都知道，伴随着孩子的成长，家长也在逐渐走向成熟，这个过程是艰辛而漫长的，既是一种压力，也是一种动力，不同的人会有不同的感受。

让我们来分享某国家部委经济司副司长丁艳的案例：

丁艳已经55岁了，她的工作能力强，文字功底深厚，平时工作上的任务很多，一个接一个，但她却没有感到有多大压力，只是来不及时，才会有紧迫感，所以在工作上的烦心事不多。

能给她带来更多更大压力的，是她的宝贝儿子，他从一生下来就不省心。她和丈夫都是外地留北京工作的人，双方的父母都在外地，加上房子小，无法让老人来京帮忙带孩子，就送到老人身边，请双方父母轮流带。那段时间，丁艳的工作很忙，但心里无时无刻不牵挂着儿子，多次因想念儿子流泪、失眠、做噩梦，甚至在单位无缘无故发脾气。

儿子到了上幼儿园的年龄时被接回北京，现在想起来，最让她焦虑的，是儿子小升初，那段经历至今令她感慨不已。

那是2004年，她才36岁，机关里的熟人还都称呼她小丁。3月初的一天，早晨6点，床头柜上的闹钟响起嘀嘀、嘀嘀的声音，她迅速伸手按一下闹钟顶上的开关，声音停了下来。她还有些困，但没办法，得起床给儿子准备早餐。她飞快地穿上衣服跑进厨房，做好面包夹鸡蛋后，把一杯牛奶放进微波炉，在微波炉旋转的同时，跑过去叫儿子起床，儿子翻了一下身，并没有起来的意思。

"儿子，动作快点！晚上老磨磨叽叽不睡，早上又起不来！"儿子也不含糊，回敬道："知道了！真烦人！"

然后是送儿子上学，早晨还有点冷，天也没有完全亮，儿子一边擦着迷迷糊糊的眼睛，一边晃晃悠悠地往前走。小丁拎着书包，紧紧地跟在后面。到了公共汽车站，刚在站台站稳脚跟，车就过来了，儿子上了车，小丁把书包递过去，车门立即关上。早晨车少，汽车呼啸而去。送完儿子，小丁匆匆回到家里，看了一下手表，正好6点半。

儿子当年要小升初，那几天，她正在为这件事发愁。丈夫在外交系统工作，已经驻外三年多，抚养儿子的任务全部落在她的肩上。那年北京的小学生毕业以后，全市不进行统一的升学考试，学生就近升初中，市里保证人人有学上。许多家长议论，孩子们倒是不用考试了，考的是家长。为什么呢？孩子上哪所中学？是重点还是普通？离家近还是离家远？这里头名堂可多了，家长不"活动活动"的话，孩子就只能顺其自然、听之任之了。

据小丁了解的情况看，从大的方面来说，叫"就近入学，电脑排位"。一所小学，毕业生的电脑排位去向一般有四五所中学；在户口所在地，也相应有四五所中学可供选择。每个小学毕业生，你可以选择毕业学校，也可以选择户口所在地作为排位点。电脑排位前，有张志愿表，你得对排位中学按先后顺序做出选择。然后，区教委把每个毕业生的学号、志愿之类放在一起，由电脑自动排位，电脑不认人，你排到哪儿，就到哪儿上学去。

很多家长对此有意见，说这和体育彩票开奖差不多，里面有个运气问题。学生平时学得再好，时运差了，也就排到差学校去了。相反，平时不爱学习的孩子，运气来了，有可能上一所最好的中学。这不利于激励孩子。听到这些意见，教委的同志也为难。怎么办呢？还是来点机动灵活的搞法吧！除电脑排位外，还提供了好几种选择。一种，不少重点中学办了综合实验班，因市、区都不组织统一考试，学校便自主进行"文化测试"，主要针对语文、数学、英语三门功课出题，而且不是每个毕业生都能报考，一般要求在小学阶段，从四年级起所有功课全优的孩子才能报名。这里面，学过奥数、华数的占很大便宜。所谓奥数，是奥林匹克数学的简称；华数是华罗庚数学的简称。有的重点中学为了选拔学生，长年办有奥校、华校，课余时间上课。很多有心的家长从小学一年级起就把孩子送进奥校、华校学习，奥校、华校多用淘汰的办法选拔尖子生，每年统考一次，各年级按排名分班，如果孩子到了小学六年级还属尖子生之列，那就可以理所当然地上这所重点中学了。

一种是英语实验班，孩子若通过了全国英语、剑桥英语等相应级别的考试，拿到了证书，或者英语确有专长，就可以报名参加学校组织的选拔考试。

还有一种是特长生，孩子会发明创造，会吹拉弹唱，会体育绘画，等等，经中学挑选，可以不经过排位直接入学。这几条路子，孩子还小，家长帮助选择。因为要过考试关，所以要想把路走通的话，孩子真得有点功夫才行，而走通这些路子的最大好处是：不用交择校费！

7点不到，小丁挎上手提包，匆匆忙忙走出家门，她担心上班迟到。部里车改，取消了班车，当时她家没钱买小车，只能坐公共汽车上班。还好，从家里到机关，有直达的公汽，两块钱的车票，每天7点前从家里出发，无论怎样堵车，都能在8点前赶到机关上班。

她加快脚步，向汽车站走去，一边走，一边考虑给儿子择校的事。几天前听说大学母校附中要招择校生，她觉得是个机会，也许能够找到与附中有关系的人。之前，这件事情就时不时地萦绕在她脑际，这下又想起来了，她觉得宜早不宜迟，应该马上行动。又想了一下，单位当天的事不多，也不急，便临时决定先去母校附中打听打听情况。她到马路边要了一辆出租车向附中奔去，到门口下车，抬头往校门里一望，吓了一跳。原来，前方挂着块小黑板，上面写着"小升初培训班报名处"，下方摆着一排桌子，坐了许多正在忙碌的老师，每个桌子前排着一条曲曲弯弯的长队。她觉得来对了！但没想到这么早便有这么多家长来打听情况！

小丁找了个最短的队伍排上了，轻轻问前面一位老人："大爷，听说小孩子的成绩要全优才给报名。"

老人笑了："什么优不优的，交钱就行。"

小丁糊涂了，不是说全优才给报名吗？正犹豫间，旁边一位戴眼镜的中年妇女说："这个培训班，谁愿上谁上，交钱嘛！可是，他们今年只招一个综合实验班，要考这个班的话，得从四年级开始成绩全优才让报名。"小丁急忙将儿子的成绩册从提包里抽出来翻看，发现全是"优"，这才舒了一口气，踏踏实实地排在队伍里。

快8点了，队伍前面还有4个人，小丁很着急，掏出手机，拨通了司长的电话："吴司长，我是小丁，今天晚到一会儿，向您请个假。"

司长问她在干吗，她说上班路上临时决定给儿子排队报个培训班。司长说你儿子不是今年小学毕业吗？还培训什么？小丁说她母校附中要招一个综合实验班，不上这个培训班的话就考不上。

司长笑了："上什么培训班？找找人不就得了！"

小丁来了情绪："您认识附中校长？那得帮帮我！"

司长开口了："到单位再说！到单位再说！"

小丁十分兴奋，但担心没有把握，还是给儿子报了个名，之后要了个出租车，飞快地向单位奔去。到了机关，进办公室把门敞开，在办公桌上泡了杯茶，表示自己已经到岗，转身去敲司长的门。司长喊："请进！"她就推门进去。

司长正在修改一份报告，她走到司长办公桌跟前，试探地问："吴司长，我儿子上附中的事，您得帮帮。"

司长喝了口茶："你刚才在电话里一说你儿子上学的事，我就想起了车队的小刘。"

小丁忙问："哪个小刘？"

　　司长说："张部长的司机呀！他和我住一栋楼，他女儿去年上初中，上的就是你母校那所附中。"

　　小丁如获至宝："他怎么办的？"

　　司长交了底："张部长原来的秘书小赵前年到你们母校当副校长了呀！他和附中的校长肯定熟嘛！"

　　小丁立刻豁然开朗，忙说："我这就到车队找小刘去。"司长说："你真糊涂！孩子的事不是小事，是大事，天大的事！这个时候就不要怕求人，怕丢脸！你应该直接去找张部长！"

　　司长指出了道路。张部长是机关的几位副部长之一，小丁帮他写过几回讲话稿。听司长这么一说，小丁既激动，又胆怯："为私人的事找部长，合适吗？"

　　司长说："这种事，人之常情，张部长会理解的。"

　　小丁感激地说："我听您的，这就去！"

　　司长说："别急，我先给张部长挂个电话。"

　　司长按了一下电话的免提功能键，拨通了张部长的电话："张部长，我是小吴啊！"

　　"噢！小吴呀！有事儿吗？"小丁也听到了张部长低哑的声音。

　　"我司里的小丁您还记得吧！她有点私事儿想请您帮忙。"吴司长说。

　　"那个女秀才吧？我记得。什么私事？"张部长问。

"她儿子今年小学毕业，想请您跟您原来的秘书小赵说一声，想上他们大学的附中，小丁也是那所大学毕业的。"吴司长说完，小丁的心里咚咚直跳，不知道张部长能不能帮他这个忙。

"你让小丁来找我吧！"张部长说完就挂断了电话。

吴司长一边按电话的免提键静音，一边把小丁往外赶："快去！快去！"

张部长的办公室在楼的顶层，小丁爬了三层楼梯，跑到张部长门口时，已是气喘吁吁。刚准备敲门，部长的秘书走出来了，见是小丁，便把她引进去。

小丁毕恭毕敬地站在部长办公桌前，还未开口，部长就说："这个择校的风气很不好，你看看，还得让我帮这种忙。可是，小丁，你是机关里的干部，是我的兵，找到我头上了，我能撒手不管吗？如果大家都找起来，我哪能管得过来呢？我那个司机小刘你也认识，去年他女儿小学毕业，成天把我的车开着到处给孩子报培训班，都影响工作了，我才帮了他一下。我还在想，你们这些人，毕竟在国家机关、在领导身边工作，那些普通群众的孩子想上好学校怎么办呢？"部长停顿了一下，突然想起了什么，问道："我们机关服务中心的同志不是已经联系了几所重点中学，和他们共建了吗？你让你儿子到我们部共建的学校去嘛！"

小丁听了部长的话，有点想退缩，但想到吴司长的话，为了孩子，不要怕丢脸，怕求人，就硬着头皮说："部长，那几所共建校好是好，但离我家太远了，我一个人带孩子，家里又没有车……"

部长笑了："还得动用我的关系，是吧？"未等小丁回答，部长已经拨通了一个电话。

"小赵吗？我部里有个处长小丁，很优秀，她儿子想上你们大学的附中，我让她去找你，你给帮一下！"说完，就把电话挂了。

小丁感动得直想流泪，但她还是忍住了，双手合十，一个劲儿地低头："谢谢张部长！谢谢张部长！"部长不停地摆手："不谢，你去找赵校长吧！记一下他的手机号。"

小丁把赵副校长的手机号直接储存在自己的手机上，告别部长时，表达了她的忠心："我一定努力把工作干好！"部长连连说"好"。

第二天早晨8点多钟，小丁走进母校的大门时感慨万分。尽管大学毕业后留在北京，但这些年很少回到母校。今天回来，不是为了看望老师，也不是为了给母校办点什么好事，而是为了儿子的事来求人，她鼓足勇气敲开了赵副校长办公室的门。

"赵校长，在部里我们见过面的。"小丁进门后，脸上堆满了笑。

"见过！见过！"赵副校长握着小丁的手客气地说。

"我儿子上附中的事，让张部长和您操心了！"小丁站在办公桌边。

"都只有一个孩子，应该的，应该的。"赵副校长走到他的办公椅前，落座时，示意小丁坐到对面的沙发上。

赵副校长说："你既然是我们的校友，我跟附中说说，作为特殊情况，让你儿子上综合实验班应该问题不大。我刚帮过一个好朋友，不过要交4万块钱赞助费。"

小丁感激涕零，说："太谢谢您了！改天到您家看您去！"

赵副校长说："不用了，都太忙，等你儿子上附中后我们聚一聚！"小丁说："好的！好的！"

当晚吃饭时，小丁试探性地问儿子："你想上我母校那所附中吗？"

儿子没有考虑，说："当然想啦！你有那么大本事吗？"

小丁这时变得有几分得意，说："儿子你还别瞧不起你妈，我给你联系好了！"

儿子不相信，说："骗人！"

小丁说："是真的。"便把联系的经过讲了，儿子多天紧锁的眉头舒展了："那太好了！"过了一会儿，儿子却说："花钱我可不去！"小丁问他为什么，儿子懂事地说："我上小学家里就花了3万，中学不能再花了，再说，靠花钱上重点中学也没什么面子！我想自己考进去！"小丁一把将儿子拥在怀里，心中五味杂陈，眼里流出了泪水。

一晃到了5月下旬，小丁从网上看到了区教委的通知，所有重点中学的入学测试都安排在同一时间进行，综合实验班为一个时间，英语实验班为一个时间，艺术、体育等特长班的招考也安排在同一天。这样一来，可供选择的机会又一次减少。小丁给儿子一共报了7个名，实际上只能考3个，她和儿子商量来商量去，最后决定集中精力攻克母校附中的综合实验班。

考试安排在星期六，小丁不上班，可以全程陪同儿子。早晨8点开考，怕堵车，母子俩6点半就从家里出发了。走到马路边，小丁对儿子说："挤公共汽车怕打乱你的思维，打的吧！"儿子说："好！"小丁一招手，一辆出租车停在旁边，他们上了出租车。一路无话，7点半之前抵达附中门口。

什么叫人山人海？什么叫水泄不通？这时的附中大门口便是这两个词的真实写照。小丁在前面挤着，儿子紧跟其后，就像春运期间进火车站一样，费了很大劲才挤进大门。

来到学校体育馆东侧，只见墙上贴满了白纸黑字的考场安排。小丁最先找到儿子的名字，高兴地说："8考场88号，真吉利！"儿子也看见了，心里乐滋滋的。

小丁带着儿子找到了考场，目送儿子进场后，仍然呆立在那里，一动也不动。过了一会儿，她往旁边的树荫里走去，想找个地方坐坐，但她发现每一个可坐的地方都被别的家长占领了。有的看报，有的吸烟，有的聊天，有的怔怔地看着考场，盼望自己的孩子梦想成真。小丁来回寻找着歇息的地方，但半天也没找到合适的地儿。

一个多小时后，开始有孩子从考场走出来，家长们便三三两两往考场的出口处走去，很快便集中了几十位家长，他们自动地让出一条小道，孩子们便顺着这小道往外走。小丁站得靠前，儿子一出教室就被她看到了，她太了解儿子了，一看儿子的表情就知道没考好。儿子走到她身边，一个劲儿地摇头，无奈地说："太难了，没做完。"

"你没做完，别人肯定也没做完，"小丁安慰道，"考一门扔一门，别再去想它。我们去吃点东西，休息一下，下午接着考英语。"

小丁担心儿子中午没休息影响下午的英语考试，但儿子考完之后却感觉很好，自信地说："所有的题我都做完了，准能考上！"小丁抑制不住自己的兴奋，摸着儿子的脑袋说："看来发挥得不错！"母子俩手牵着手，从家长、孩子们的包围中挤出来，说说笑笑地去坐回家的公共汽车。

两天以后，考试成绩在附中院子里的东墙上公布了，小丁独自跑进学校，只见许多家长和孩子在东墙边来回走动着，努力寻找孩子的名字。当发现榜上有名时，便欢呼雀跃；若未找到名字，就只好异常失落地走开。

小丁以急切的心情开始寻找儿子的大名，先是从左走到右，没发现；又从右走到左，也没发现；然后又走了几个来回，也没有发现儿子的名字。她非常失落，真不知道该如何告诉儿子，回家路上，跟丈夫通了个电话，商量对策，决定将实情告诉儿子，并准备选择上母校附中。

回到家里时，儿子已经到家，她平静地对儿子说："附中那事儿，我去看了，你没考过，不过没关系，我跟你爸商量了，我们交点钱，择校上附中。"儿子没有说话，转身躺在沙发上，眼泪顺着脸颊流下来，把沙发布洇湿了一大片。

吃完饭，儿子做了一会儿作业，有些困，就上床睡觉了。小丁翻箱倒柜，把两张活期存折和4张定期存款单集中在一起，4万块钱择校费要把这些存款集中在一起才够数。第二天，小丁请了一天假，跑了好几家银行才把钱凑齐，又送到母校附中财务处，这才安下心来。

一晃，近二十年过去了，生活中的烦琐事情，大都因儿子而生，如今儿子已经结婚，丁艳以为省心了，哪知道仍然有不少操心事，虽有这样那样的压力，但都是她主动、自愿承受的，只要分得清孰轻孰重，安排得科学、紧凑一些，就不至于将自己压垮。

从这个案例我们得出一个结论：来自家庭的压力是影响干部心理压力的重要方面。作为一名机关干部，一定要正确处理好工作、生活、家庭的关系，才能收获美好人生。

3.压力引起的不良后果

心理压力来自现实世界的矛盾和斗争，当这种矛盾和斗争解决以后，反应到头脑中的便不再是矛盾和斗争了，就成了一种和谐和美好；相反，如果解决得不好，甚至完全不能解决，现实中的后果自然不容乐观，那在头脑中的反应就是负面的，也就有不良后果。

在前面的案例中，我们看到了工作上的压力、家庭中的压力、社会环境压力、理想与现实压力、情感压力等，对于各级干部而言，还有其他各种压力，比如经济压力，特别是那些刚刚分配到大城市工作的年轻干部，现在单位不分房了，仅靠工资购房难度很大，给不少干部带来了较大压力；交通压力，这也是在大城市上班面临的一大难题，由于交通拥堵不畅，干部在上班路上或办事途中都要损耗大量时间和精力，久而久之，必然产生较大压力。

对干部来说，不同的压力就会导致不同的后果。以工作压力为例，如果超出干部的耐受力，不但会降低工作绩效，而且对干部个人的生理、心理和行为都会造成负面影响。

心理压力常常带来情绪问题，主要表现在工作没有热情，心绪烦躁，易发脾气，对同事或他人冷漠麻木，感到无助，意志消沉。在曾顺利的故事中，这种问题时不时地表现出来。

心理疲劳，主要表现在面对紧张的压力事件时，会感到心慌，心绪不宁，对周围环境有一种无力应付的感觉。之后感到持续性地精力不济，极度疲劳。无论是在村里扶贫，还是回到县城工作，曾顺利就多次有过心理疲劳之感。

自我关注，干部出现这种心理问题时，总是关注自己的心理问题如何解决，而对周围的一切漠不关心，仿佛只有他一个人存在一样。

才智枯竭，遇到这种心理问题，党政干部就会有一种空虚之感，觉得自己的知识已经无法满足现有工作的需要了，思维变得迟缓，工作效率低下，注意力不集中，也不愿再学新知识、新技能。

价值衰落，这是一种挫败感，干部一旦产生了这种心理问题，就没有了成就感，对自己失去信心，不愿意再做努力。

焦虑症，个别干部出现过这种症状，是对不确定事物防御性的身心反应，表现为无明确对象和固定内容的紧张不安，总是忧心忡忡。

抑郁症状，表现在遭受挫折后觉得自己干什么都没有意思，干部出现这种心理症状后变得情绪低沉，常有悲观厌世之感。

4.懂得压力取舍

心理压力有积极和消极之分，对各级干部来说，适当的压力可以提高他们对周围环境的警觉，帮助他们加深对自我的认识，协助他们设计更加现实的努力目标，使他们增强自信心和责任感，这就需要他们合理应对压力，分清正面负面、积极消极，从而制定有效的压力管理策略，以利于追求健康幸福生活。

当然，对于各级干部而言，遇到更多的是消极压力，这当中最大压力来自工作负荷和工作责任，既然担任了一定职务，就要把党和人民的利益放在心上，多办实事好事，多做贡献。不同领域、不同行业，承担的任务都不一样，有的责任重一些，有的轻一些，但无论轻重，都是在为人民服务，在其位，就要谋其政，不能掉以轻心、疏忽大意。

在成千上万的干部中，每个人能力有大小、水平有高低，在面对工作任务时的态度不一样，那些业务素质好、责任意识强的干部完成任务时就会顺利一些，在他们头脑中的反应就不会那么强烈，心理压力就不会很大；但对能力弱、责任心又不强的干部来说，他们就会感到任务太重，责任担当不起，反应在头脑中就会很强烈，就有极大的心理负担，这是自然而然的事情。

也就是说，要想减少压力，很大一个因素就是要提高自己的能力，强化素质提升，增加责任感。即使对于同一名干部，当他面对的任务过于繁重时，他的心理压力自然也是很大的，对他的要求就会很高，他首先要做到的是对任务要有一个清醒的认识，也就是常说的要有好的认知，把任务分清，明白哪个先做，哪个后做，哪个不用做，就能有条不紊地开展工作，从而按程序分步骤地去完成任务，只有这样，心理负担才会减弱直到消除。

有的压力来自领导因素，也就是上下级关系。在干部队伍里，一个绕不过的关系就是上下级关系，处理好了，就心情舒畅，工作顺利；相反，就会让你心中疙疙瘩瘩，既扰乱了心情，也干不好工作。在一个机关里，能不能处理好上下级关系，关键还在于领导，特别是主要领导，他若公正，没有私心，待人坦诚，就会在机关形成良好的工作氛围，大家都把心思放在工作上，而不是为了一己私利争来争去、斗来斗去，在一个和谐的环境里工作，是一件非常幸运的事情，尽管有时工作任务很重，但大家配合默契，就很容易把工作做好，每个人的心里，就很放松，就不会有太大压力。

能否处理好人际关系，也是每位干部经常遇到的问题，矛盾往往隐藏在这样那样的人际关系之中，无论是与同事的关系，还是与家人的关系，以及同学、战友、老乡等之间的关系，任何一种关系都值得重视，如果没有处理周全，就会带来心理负担，有时让你心烦意乱，有时让你焦虑不安；如果处理好了，那就完全不一样了，就会让人感到轻松愉快，就没有心理压力之感。

对于一名干部来说，职业发展，又称职业生涯中同样蕴含着压力。党政工作是职业，也是事业，任何一位干部，一旦迈入政坛，就要有敬畏之心，比如对共产党员来说，要坚定共产主义信仰。所有干部，都要坚定中国特色社会主义信念。要站在党和人民立场上规划自身的职业生涯，既要有短期打算，又要有长远目标，切实为中华民族的伟大复兴做出自己的努力。在向目标迈进的过程中，一定会遇到或大或小的困难，自然就会在头脑中产生压力反应，这就要想方设法克服困难，解决问题，从而减少心理压力。

有时，社会舆论也会对我们的干部造成心理压力，作为干部，就要时时处处带头，无论是在工作中，还是在生活中，要求别人做到的，自己必须坚决做到；要求别人不做的，自己必须坚决不做。现实生活中，有的干部不仅没有起到好的带头作用，相反，却违反党纪国法，做出亲痛仇快的事情来，损害了党和政府的威信。随着互联网的发展，千千万万个自媒体遍布祖国各地，干部的一言一行都受到群众的监督，稍有不慎，就会被群众发布在网络上，这种社会舆论，自然会对每位干部，尤其是那些不自觉的干部造成心理压力，这就要求我们每一位干部严于律己，慎独慎微，做遵规守纪的模范。

5.学会压力的自我调适

要想成为一位优秀的干部，不仅要有忠诚、干净、有担当的品格，具备胜任工作的素质和能力，而且一定要有健康的心理。能力强、心态好，就会把党和人民交付的任务完成好。能力可以解决工作中的困难，克服了困难，自然就会解决由此带来的压力问题；心态则可以带来一种灵活的认知方式，用这种认知去面对困境，困境就会像冰雪一样消融。对各级干部而言，掌握能力和心态的融合方式，学会各种应对心理压力的措施十分重要。以下四点可供参考。

一是改善认知，改变能够改变的。 时代在发展，社会在进步，今天，各级干部肩负的任务是艰巨繁重的，没有能力，不负责任，就会被时代抛弃。如果心理不健康，面对困难时就会感到力不从心，压力巨大，这就要学习调适办法。所谓改善认知，就是要对自己有一个正确的觉察，清楚地知道自己的水平有多高，能力有多大，有什么优势和劣势，能否完成组织上交付的任务。如果自己不清楚自己究竟有几斤几两，而是盲目地接下任务，就难以完成，就会郁闷，就会难受。对自己有清醒认知后，就把任务接下来，一个问题一个问题地解决，不要急躁，不要敷衍，而是要稳扎稳打，精益求精，把任务完成好，心情也就好了，就没有压力感了。如果你接下的任务完不成，有一种情况是上级交付的硬任务，还有一种是你的认知能力低，把不能完成的任务接下来了，这就让你感到压力重重了，遇到这种情况怎么办呢？那就要客观面对，尽力而为，改变你能改变的，实在完成不了，只能请上级网开一面，交给别人去办，或者就把它放下来，待你有能力后再来完成。

二是要着手改变，接受不能改变的。人有内控性格和外控性格之分，干部也一样，内控性格是遇到问题以后先从自己找原因，主动想办法去解决问题；外控性格是从外界找原因，被动想办法。现实生活中，要对自己的性格特征有一个清醒的认识，不要"死要面子活受罪"，而是根据自己的性格特征选择解决问题的办法，要具体问题具体分析，实事求是地解决问题。先要找到问题的源头，也就是压力的来源，往往许多矛盾交织在一起，处于叠加状态或者混成一团乱麻，这就要根据自己的性格特点找到理清问题的方法，问题有几个，哪个重要，哪个次要，弄清楚以后，就要着手解决这些问题。这时，就要有针对性地制定解决问题的方案，然后实施，在这个过程中，要理论联系实际，把平时掌握的理论和方法运用到解决问题的实际工作中去，即所谓"知行合一"，解决得好，压力就会减弱甚至消除；解决得不好，问题仍然存在，压力也就没有消除，这种情况经常遇到，如何对待呢？那就是"接受不能改变的"，任何人都不是万能的，都有能力不足、方法不多的时候，一定不能灰心丧气，而是要包容存在的问题或困难，进一步寻求解决之道。

三是学会取舍，会则会，不会就舍弃。人的心理健康问题与自身性格关系密切，有的人过于固执，认死理儿，主意不多，格局不大，遇到一个小问题就纠结半天，这种人的心思就重，心理压力就大；相反，一个大大咧咧、性格开朗豁达的人就不会在一个小问题上计较半天，他的心绪就顺畅得多，遇到问题乐观相待，不纠结，不往心里去，这种人就不会担心和害怕心理压力。对于各级干部来说也是一样，有的人不仅能力强，心胸也开阔，组织上也愿意将担子交付给他；相反，能力差，心胸又狭窄的干部，谁也不愿意将任务交给他，担心完不成，甚至弄出他的心病来。在实际工作中，无论什么样的干部，遇到了问题或困难，一定要有正确的认知，要根据自身的能力和性格来选择承担的任务，能够承担的就勇敢地承担下来，不能承担的不要勉强，既是对组织负责，也是对自己负责，否则，耽误了事情，谁也负担不起。

四是管好资源，建立管控压力的"工具箱"。能够步入政坛当干部，一般都经过了专业训练，对本领域本行业的状况都有相应了解，加上拥有一定的管理经验，这就有了解决问题的"本钱"。当工作任务来临，矛盾和问题摆在自己面前时，就要充分调动自己已有的资源解决问题。

各级干部一定要把提高个人能力和水平放在首位，这一点至关重要。如果在工作中正好用上了你在大学或研究生阶段所学的专业，那你是幸运的，就会减少不少麻烦，在任何一个机关中，作为普通干部而言，都不愿接受外行的领导，都希望能够在一个专业能力较强的领导手下工作；如果阴差阳错，不能到专业对口的行业或部门工作，那就要提前谋划自己的未来，为更好适应工作做好"职业规划"，加紧学习相应专业的知识和技能，堵缺口，补短板，否则，与那些专业水平很高的同事一起工作，就会感到压力很大，长此以往，就会远远地掉在别人后面，工作拿不起来，组织上也不敢给你压担子，你也就没有多少发展空间了，心理压力就会随之而来。

建立良好的人际关系是各级干部的一项基本功。当干部，不是自己独来独往就行了，那是完不成组织上交付的任务的，而是要组织更多人参与工作中去，大家相互协作，才能把任务完成好。

各级干部要学会时间管理，比如，你要思考一天里要干什么？一周内有几件重要工作？一月内有几项任务？一年里有什么计划？越具体详细越好，要有一张清晰的时间表、路线图。有的干部有极强的时间管理意识，什么时候做什么在脑子里都一清二楚；有的干部完全没有时间意识，想起来什么是什么，没有先后顺序，没有节奏规律，不仅干不好工作，完不成任务，就连家里的事情也安排不好，常给人以"打乱仗"的感觉。

各级干部要善于列出"办事清单"，工作计划要有清单，目标任务要有清单，存在问题要有清单，整改完成要有清单，等等。有的干部每天一进办公室，就把一天的工作列一张清单，哪些是必做的，哪些是可以先放一放的，等等。清单就是个台账，没有完成的要督促完成，已经完成的要"销号"，做到一清二楚、一目了然，这个方法简单实用，用的人也不少，但很多人不能长期坚持，所以效果不佳。那些善于列清单，管台账的干部，都从中尝到了甜头，解决一个问题销一个号，头脑里的纠结也减少一个，人也变得轻松，心情也变得愉快。

第四章
干部面对挫折的
心理健康问题

从心理学的角度看，挫折是个体在有目的的活动过程中遇到障碍或干扰，致使个人的行为动机不能实现，个人的需要不能满足时的情绪体验。美国心理学家亚当斯认为：挫折包括三个方面的含义，即挫折情境、挫折认知和挫折行为，当这三个方面同时存在时，就会构成心理挫折。

任何人在前行的过程中都不可能一帆风顺，各级干部也不例外。一个干部，在成长的过程中一定会遇到各种各样的问题，有的问题可能解决得顺利一些，有的可能要经历很多曲折，挫折就是在解决问题的过程中遇到的曲折或打击，或者意料之中，也可能意料之外，它是不以人的意志为转移的，但是在遇到挫折时，不同的人可以做出不同的选择。

现实生活中，有的人因为工作中的挫折变得谨小慎微、裹足不前，有的人因为愿望不能满足变得牢骚满腹、怨天尤人，有的人甚至对社会、对他人产生敌意。作为一名干部，如果遇到了挫折，一定要用正确的心态去面对，要实事求是、理性分析和判断挫折的来龙去脉，找到合适的应对办法，从而使挫折造成的损失减少到最低程度。

1.干部时刻需要面对挫折

做行政工作，就要有良好的心理素质。有的干部注重个人修养，苦练内功，遇到了挫折并不当一回事，积极找到解决问题的钥匙，然后有条不紊地解决问题，一旦克服了困难，解决了问题，内心变得平静，就不再焦虑、急躁，不再悲观、忧伤，这也是干部应有的姿态。

有的干部遇到的挫折是来自自然灾害，这是外界的打击，不以人的意志为转移。大多数干部面对的挫折来自工作之中，或因任务太重一下子难以完成，或因对职务的预期太高不能如期晋升，或因有个好职位通过努力即将到手却被别人挤占，等等；生活中也常遇到挫折，比如说家庭出现变故、朋友突然反目、配偶出现外遇、孩子高考落榜等等；学习中也会遇到挫折，比如说刚刚对理论研究产生兴趣却因工作太忙而中断、好不容易有了一个进修指标却被别人抢先、本想拿一个在职研究生学位却没有更多的时间参加学习而放弃等等，这些现象随时伴随着各级干部，只有正确面对，找到解决问题的办法，勇于实践，才能克服各种挫折或困难，从而打开一条通向成功的道路。

　　一个发展顺利、很少遭受挫折的干部，往往在遇到较大挫折时招架不住，不仅对心理造成重创，有的甚至会因此沉默不语、一蹶不振，时间长了，不做干预的话，直接会影响身体健康。

　　下面我们来分享一个市委书记董主加的案例：

　　某省一个地级市的市委书记董主加，在当地是一位公认的好书记，和他打过交道的人，无不对他称赞有加。他是从一个县里的农业技术员一步一步成长起来的，参加工作之初，因为技术过硬，单位年年将他评为"先进工作者"，后来成了全县"劳动模范"。

　　县委发现他是个人才后，就把他提拔为县农业局副局长，后来成为局长，他当局长的时候，因为懂技术，每一项工作都抓在点子上，全县农业每年都取得大丰收，他的领导能力得到省农业厅的多次书面表扬，好几次作为样板在全省推广。

　　县委打算提拔他为副县长的时候，市里看上了他，将他调进市农业局当副局长，不久又当上了局长。他的职务在不断上升，但他做人的本质没有改变，一如既往地待人热情，手里的技术也从未丢弃，而且变得越来越精湛，时代变了，各行各业不再需要那种只会说大话，不会干实事的人，特别需要专家型干部，他正好达到了人们心目中的好干部标准，升迁起来也就顺利。

　　有时静下心来，董主加也对自己刮目相看，他不清楚自己的运气为什么那么好，在他的大学同班同学中，大多在科研院所工作，做领导干部的不多，像他这样做得风生水起的简直是凤毛麟角。他十分珍惜党组织对他的信任，不仅下功夫研究如何当好一名领导干部，而且一有空就钻研农业技术，时不时地写出一两篇论文出来，水平也不低，都发表在业内较高档次的学术期刊上。

市委在选拔科技副市长的时候，他再一次进入组织部门的视野，被列为后备干部，经过考察，他顺利当上了副市长。这个时候，他已经是当地屈指可数的高级干部了，刚上任时，他有一种如履薄冰、如临深渊的感觉，唯恐做出什么不当的事情，对不起组织上的培养。

董主加任职前，市委书记找他到办公室，与他进行了坦诚交流，书记对全市的发展做了整体谋划，征求他的意见，他表示一定要扎实抓好农业科技工作，用一两年的努力，让全市的粮食生产再上一个台阶。书记连连点头，最关键的是，还对他今后的工作提出了几点建议，其中最重要的一点是，"作为高级领导，一定要大胆开展工作，不能前怕狼、后怕虎，要大胆地闯，大胆地干，出了问题我担着。"

董主加深知自己的缺点，那就是书记指出来的胆识不够，魄力不足。这次谈话之后，他像书记要求的那样，为自己加油，替自己打气，变得更加自信了，遇到问题敢于直接面对，不达目的决不罢休。在他分管的领域里，不少难题得到了解决。在书记眼里，他已经变成了一个接任市长的最佳人选。

董主加的政绩在全市得到了公认，在全市召开人民代表大会之前，他被推荐为市长人选。大会选举那天，他心里十分激动，感慨一个农民的儿子，竟然能够站在全市人大代表面前接受选举。选举后，他几乎以全票当选，他发誓一定要兢兢业业、踏踏实实为全市人民工作，力争在本届任期内彻底改变全市面貌，让人民过上幸福美满的生活。他说到做到，像研究农业技术一样研究全市的发展方向，制定了时间表、路线图，然后一步一步地去落实。

他变得雷厉风行，从不拖拖拉拉，强调当天事，当天办；他坚持守正创新，强调加大优势产业扶持力度，探索引入高科技项目。特别值得一提的是，能否修建水库发展水电产业一直是本市一个争论的焦点，在所辖6个县中，3个县有自己的河流，前几届领导都探讨过是否可以整合全市水利资源，修建水库发电。据估算，此举不仅可以满足本市用电量，而且还有富余，经济效益可观，但因有人提出本地土质不好，水库修好后容易渗漏，甚至有垮坝的危险，最终没人敢于拍板，一直没有动工。

董主加本人就是科技人员出身，虽然不是水利专家，但他认为科技都是相通的。他邀请不少水电专家来市里进行论证，他要在充分论证的基础上作出决策，最后确定是否修建水库。专家的意见非常重要，但专家的意见不一定都对，有些专家的投机心理很强，考虑到既然市里出钱邀请自己提意见，那就希望得到肯定的答复，不然邀请你干什么？所以专家讨论的结果，绝大多数都确认可以修建，也有个别不随风倒的专家，直接给出了否定的答复。也有几位中间派，说修的好处在哪里，不修的好处在哪里，总之他没意见，你想怎么办就怎么办，让你挑不出毛病。

董主加是负责的，他综合了所有专家的意见，最后得出的结论是，修有修的好处，最大的好处是让全市的财税收入大幅度提升；但也有坏处，那就是土质问题可能带来的垮坝风险。专家离开后，他又召集了多次会议，商讨能否上马。最后他提出的建议是不能拖延，尽快动工建设。

市委书记听了董主加的汇报后，觉得专家的意见可以听，但不能全听，在他心里，占上风的还是水库的安全，他是从市长升任书记的，当年当市长时也犹豫了很长时间也没启动这一项目。董主加认为风险是存在的，但目前全市财政压力太大了，建成后就能为缓解这个压力做贡献，风险与发展经济比起来，还是应该把发展经济放到前面。最后的结果，自然按书记的意见，将这个项目搁置下来了。

不久，市委书记被调到省里当厅长了，董主加顺利接任。董主加是一个为了事业能够吃苦拼命的人，他当上书记后，觉得身上的担子更重了，压力更大了，一刻也不敢懈怠。当市长时，他已清楚全市的"家底"，缺口太大了，他曾多次跑到北京相关部委要钱、要项目，但收获不大。他有一位好朋友是中央和国家机关的副部长，每次到北京都要到这位领导家里拜访，当这位副部长了解他的来意后也多次出面帮助他协调关系，看到他为了市里的事情不顾劳累、四处求人时，一股怜惜之情油然而生，发自内心地感叹："如果我们的干部都像他一样无私奉献，我们的党和国家就更有希望了！"

董主加在当地威信很高，他也借助这种威信为群众办了很多好事，得到大家的赞扬。同时，他对干部非常严格，批评人时从不讲情面，为此也得罪了不少干部。他深信，只有发展经济才能解决当地的实际困难，而且在他看来，做一件大一点的事情，不担点风险是根本不可能的。因此，他终于克服种种阻力，拍板修建水库。

因为是董书记力主的项目，在市里遇到任何障碍都能够克服，到了省里、北京，他的人脉很广，哪里都能找到朋友，推进这一项目的速度超乎人们的想象。从设计，到施工，直到最后的验收，既合规合法，又保质保量，竣工的时候，市里举办了隆重的庆典仪式，各级领导出席，让董主加高兴不已。开始发电以后，效益很好，原来不少反对的意见也很快消失了。

天有不测风云，连续几天暴雨之后带来了一场洪水，直接冲垮了水库大坝，淹没了无数良田，损失十分惨重。不幸中的万幸是，洪水到来之前疏散了群众，没有造成人员伤亡。随后，相关部门对这一事件进行严肃调查，得出的结论是，对水库的修建缺乏科学论证，对各种风险估计不足。最后，对相关责任人进行处理，其中第一个被处理的人就是董主加，免去市委书记职务。

一位组织上培养多年的干部，本来前途光明，还可以为党和人民做更多事情，但因这次垮坝事件突然被免去职务，起初他是坦然接受这一处分的，他觉得处分得越重越好，不然难于平复他的自责情绪。但过了几天，当他看见平时对他恭恭敬敬甚至溜须拍马的干部再也不像以前那样对待他时，他前所未有地感到世态炎凉，当接任他的新书记就要到岗时，没有一个机关干部正式通知他，而被打扫卫生的服务员催促尽快腾出办公室，"我到哪里去呢？"他自己问自己，没有任何答案，因为无人告诉他。

终于有一天，有人通知他把办公室里的东西搬到市委接待宾馆，那里专门给他腾出了一个标准间，暂时作办公室用。既然是办公室，就要有工作做，但没人告诉他做什么工作。省委不下来指示，下面谁也不敢轻举妄动，生怕弄出什么差错出来。

好在家人没有因为他被免职而嫌弃他，特别是他的老伴，对他的照顾更加周到，生怕这次免职让他承受不住，弄出什么三长两短来。妻子是个心细的人，文化程度不高，善于观察思考，她觉得她家老董对当多大官不怎么上心，但对多干几件叫得响的事情特别在意，他想在退休之前再做几件大事情。在董主加心目中，修建水库就是一件大事，而且已经发挥作用，产生经济效益，但突如其来的洪水冲垮了大坝，也冲垮了他的雄心，他的失落可想而知。整天枯坐在宾馆房间里，想起很多往事，无尽的悲凉向他袭来，当年有多么辉煌，如今就有多么失落。

有一天，北京的副部长朋友给他打来了电话，劝他一定不要过于悲伤，要想得开些，垮坝是天灾，不是人祸，相信组织上会实事求是处理好遗留问题的。他听到老领导的鼓励，感激之情难以抑制，多次哽咽。老领导说："事情已经过去，不要再难过了，要振作精神，面向未来。"他答应了。

半年之后，他被安排到省政协农业与农村委员会担任副主任，在不少人眼里是进了省会，优待了他，但在他心里，有说不出的难受。

到省政协上班后，进京开会的机会增多了，每次到北京，他照样去看望老领导，当老领导发现他越来越瘦时，提醒他到医院检查检查，他听了老领导的话，就去医院做体检，不检查不要紧，一检查糟糕了，查出是肝癌晚期。他不像别人那样大惊小怪，平静地对老领导说："命该如此！"

老领导批评他："你这个样子让我很生气！病成这样也不当一回事！"

"唉！"他叹了一口气，"我已经活够了！"

老领导劝他不要灰心，要有战胜疾病的信心，他为了不让老领导生气，答应了老领导的要求。可是他回家以后，对他老伴也隐瞒了病情。3个月以后，他再也撑不住了，病倒在床上。老伴发现后立即叫来救护车把他送到医院抢救，遗憾的是肝内癌细胞早已扩散，过了两周他便离开了人世。家人照他的遗嘱，不举行告别仪式，不召开追悼会、追思会，火化后把骨灰送回老家。

从这个案例中，我们得出这样一个结论：一定要处理好工作与生活的关系，处理好顺境与逆境的关系，一定要尊重客观规律。作为一名干部，一定要有强大的心理素质，积极应对各种工作生活中的不测，用积极心态处理好一切的人与事，就不留下人生遗憾。

2.及时化解挫折带来的不良情绪

一个人的成长，一定要遇到好的环境，尤其是一名机关干部，机会不好，工作所处的小环境不好，就很难健康成长。

让我们来分享一下某省财政厅副厅长罗肖的案例：

罗肖是幸运的，大学毕业后就分配到省财政厅工作，从一般干部，到副主任科员、主任科员，再到副处长、处长，几乎是到了任职年限就被提拔，让机关里不少干部羡慕不已。

他当了4年处长之后，财政厅里选拔副厅长，省委组织部派人来考察干部，很多人推荐了他，起初厅党组觉得他的年龄还小，本想推荐另一位处长，但在考察之前那位处长酒后驾车被抓住了，受到严肃处理，副厅长的职位自然落到他的头上。他是一个干起工作来充满激情的人，不因长期在厅里工作而产生惰性，善于创新，协助厅长将厅里的工作开展得有声有色。

厅长到了退休年龄，要从3位副厅长里推荐一位，考察的结果又是罗肖得票最多，就在他自认为胜券在握能顺利接任厅长职务的时候，有人向省纪委写了一封举报信，说他在陪同上级领导参观时，有借机到5A级风景区旅游的行为，省纪委监察委成立了一个调查组开展调查，还没有调查结果时，省委组织部得知此事，就把他排除在推荐人选之外了，结果自然是花落别家。

调查结果出来后，他受到了通报批评，原来是上级领导来当地检查工作，任务结束后，听说这里的风景不错，提出来想去看一看，作为接待方，罗肖向厅长作了口头请示，厅长觉得上级领导多年来对本省支持力度较大，这么点要求一定要满足，就让他陪着参观一趟。可是，这种行为被同事举报了，不仅他受到了通报批评，厅长写了书面检查承认错误，上级领导也被诫勉谈话。

这件事发生后，对罗肖打击很大，特别是老厅长与新厅长交接那天，他坐在主席台上心神不定，他在想这个厅长应该是自己接任的，现在却由另一位副厅长接任了，心中很不是滋味。

老厅长离开工作岗位之前，专门约罗肖谈了一次话，老厅长说："小罗，是我对不起你，那天你跟我说要陪上级领导参观，虽然是领导提出来的，我们多一根弦就好了。现在中央'八项规定'那么严，平时我们也开了不少会强调坚决落实，但在关键时候就忘记了，当时提醒一下领导就好了，弄得都受到批评。我倒无所谓，领导被诫勉谈话后也很郁闷，损失最大的是你，正在考察干部期间，本想你能顺利接任我的，这下倒好，不但接任不了，还要受到批评。"

罗肖说："厅长，我不怪您。"

老厅长说："把心放开一些，如果老想着当厅长这个事儿，就越想越生气了，少去想它，想点别的有趣的事，做点别的有益的事，更何况组织上并没有给你处分，眼光放长远一些，以后还会有这样那样的机会的。"

"您放心，"罗肖说，"我不会一蹶不振的，慢慢调整自己吧！"

这次罗肖没有当上厅长，起初他的心里是十分难受的，一时接受不了，老厅长的一席话让他对不少问题有了新的认识，他开始调整自己的心态。在单位，仍然像以前那样热情，工作认真负责，不去猜测谁是检举自己的人，一天天过去，大家没有发现他有什么异样；在家里，他不再低沉，家人责骂检举他的人时他也不再附和，而是告诉他们这件事已经过去了，确实是自己的错，骂别人也没有任何用途了，他会努力工作，争取更大成绩的。

随着时间的流逝，罗肖在厅里的政绩越来越突出，威信越来越高，从厅长到一般干部，都对他十分尊重，他也感到很自信，很快乐。

这个案例告诉我们：生活是多彩的，成功是多样的。我们不能以当官大小作为衡量干部成功的尺码。用平和的心态对待一切，用爱心去热情对待每一个人，你的生活会更加阳光灿烂。

3.导致挫折的根源

挫折从哪里来？也就是说它的根源在什么地方？这很关键，只有知道它来自哪里，才能找到应对的方法和策略。

引起挫折的根源，简称挫折源，它是一种客观存在，一般来说，是人的需要得不到满足，又无法调节导致的。

在现实生活中，人们有各种各样的需要，既有物质生活方面的，也有精神生活方面的需要。当基本的物质生活需要得不到满足时，人就难于生存，这个需要虽然是低层次的，但却是最重要的，涉及一个人是不是能够活下去的问题；当精神生活的需要得不到满足时，虽然不会危及生存，但对人的身心愉悦和健康发展却能产生重大影响，这是较高层次的需要。美国心理学家马斯洛将人的需要分成五个层次，最低层次是生理需要，最高层次是自我实现需要，中间从低往高还有安全需要、爱和归属需要、尊重需要，为我们分析人的需要提供了一个重要参考。

对各级干部来说，基本的物质生活是能保障的，而更多的是对精神生活的需要，得不到满足时就会直接影响自己的情绪，甚至影响个人发展和身心健康。上面两个案例非常典型，表面上看，一个是因为垮坝，一个是因为被举报导致了当事人的挫折，但背后却隐含着极其深层的原因，特别是当事人的精神需要没能满足后的失落，值得认真分析和探讨。

在导致挫折的原因里，还有一个方面，那就是来自动机冲突。动机是在需要的基础上产生的，当人的某种需要没有得到满足时，就会推动人去寻找满足需要的对象，从而产生活动的动机，它是激发和维持人的行动，并将行动导向某一目标的心理倾向或内驱力，是一种心理状态，是决定行为的内在动力。目标是人通过努力要达到的具体成绩标准或结果，是期望的未来状态，它引导行为方向，并且提供原动力。

在人的需要中，可以有一种或多种目标。通过努力，让一两种目标得到实现是容易的，但让所有的目标都得到满足是一件很难的事情，这就要对目标做出取舍，如果利弊分明，就很容易做出选择。但生活复杂，人心不足，选择的时候，往往有一两个甚至多个目标并不是你需要的，必须回避，而现实的情况是，你只有做出选择后才能回避其他，这种好处难于兼得、坏处难于排除的取舍性选择就是动机冲突，包括双趋式冲突、双避式冲突、趋避式冲突和双重趋避式冲突等类型，遇到动机冲突，常令人犹豫不决、心神不定，遇到意义重大或原则性动机冲突，更会引起激烈的动机斗争，产生内心撕裂、紧张、焦虑，令人心力交瘁。

一个人的需求得不到满足，或者动机难于实现就会产生冲突，这就是挫折的根源，当挫折源刺激人的大脑之后，打破了原有的心理平衡，就会出现心理紧张和情绪变化，产生挫折感，挫折源是引起挫折的客观条件，挫折感是挫折引起的主观感受。

4.挫折的几类行为反应

挫折究竟会引起什么样的行为反应？世界上有不少人在探索研究这个问题，1939年，美国心理学家多拉德、米勒等五人在《挫折与攻击》一书中提出"挫折 — 攻击"假说，核心观点是说挫折是攻击性行为的罪魁祸首。挫折和攻击如同一对孪生兄弟，紧密相连，挫折是攻击性行为的充分必要条件，攻击性行为的发生总是以挫折的存在为先决条件，挫折的存在也总是导致某种形式的攻击性。他们为了证明这个观点还做过一个实验，那就是用剥夺睡眠作为挫折的成因，以此来验证他们的假设，结果发现，被试的人比正常情况下表现出更多不友好的言语交流，或者向开展试验的人提出一系列责难性、攻击性的问题。当然，他们这种观点也受到了质疑，被认为过于简单化和绝对化，米勒后来也修正认为，挫折可以产生除攻击之外的其他后果。

还有一种"挫折 — 倒退"理论，最先是由美国心理学家巴克（R.barker）等人在研究儿童行为的基础上提出来的，他们在研究中发现儿童在受到挫折后不仅表现出攻击性行为，还表现出更加幼稚的现象，即所谓"倒退"现象。这种现象不仅在儿童中如此，在成年人中也存在，比如有的成年人遭遇失败后就像变了一个人一样，显得极端自卑，不敢直面看人，胆小如鼠，这就是"倒退"行为的表现。1956年，另一位美国心理学家梅尔（N. R. F. Maier）在这一理论的基础上进一步提出了挫折导致神经官能症的论点，在他看来，一个人在受到挫折之后产生的行为日益变得固化，久而久之便会形成神经官能症。

心理学家通过深入研究告诉我们：挫折不仅会导致消极的行为后果，也可能导致积极的行为后果。对各级干部来说，在工作和生活中难免遇到挫折，如何正确面对挫折？如何将挫折转化为积极因素，使其成为前进的动力？这是每位干部都应该思考的问题。

挫折导致的消极行为后果有两种反应，一种是内郁的压抑形式，一种是外泄的形式。内郁的压抑形式表现为冷漠、焦虑、幻想和逃避等。

冷漠是在长期遭受挫折之后，又对改变现状感到无力无望时发生的，包括冷淡、麻木等，有时，冷漠的背后隐藏着愤怒，是因愤怒暂时受到压抑而以间接方式表达反抗。焦虑是遭遇挫折后最常见的一种心理反应，伴有自尊心的损伤、自信心的丧失、失败感和愧疚感，表现出紧张、不安、忧虑、恐惧等情绪状态。案例中的董主加在工作上是努力的，一心想多做一些大事、实事，这也是值得夸赞的，但在出现垮坝事件后的情绪低落，就属于内郁的压抑形式，最后得了肝病，不能说与这种消极情绪没有关系。

　　幻想是在遭受挫折之后通过沉浸在自己的想象中来获得满足的一种对待挫折的非现实方式。从某种角度而言，幻想有时对遭遇挫折后的情绪起到一些缓冲作用，但它终究代替不了现实，并不能使问题得到彻底解决。逃避是受挫者避开挫折源的一种消极反应，不少人放弃原有的目标追求，退隐到与此无关的现实中。案例中的罗肖没有当上厅长，同事举报是真，但他突然变得消沉，怀疑不少人在背后暗算他，不再像以前那样热情，走路都不愿意遇到熟人，这就带有想象和逃避的成分了，对工作不利，也打乱了正常的生活节奏。

　　外泄形式有多种表现，常见的有攻击、倒退、固执、气馁等。攻击是将愤怒情绪直接指向造成挫折的对象，倒退是遭受挫折后的返童行为，固执是在明知挫折不可避免的情况下仍然坚持按原来的方案采取行动，气馁是因对挫折无能为力而自我泄气。这些现象，在各级干部中或多或少地存在着，只有提高认知，积极应对，才能最大限度地减少挫折带来的损失，走出误区和迷茫。

5.完善自我是战胜挫折的最佳选择

机关干部人员众多，几乎都有遭受挫折的体验，由于文化层次不同，职务级别不同，性别年龄各异，造成挫折的原因也就千差万别。从心理学的角度看，都是主观自我与客观自我、"丰满"理想和"骨感"现实之间的差距导致的，有的因事业发展受阻、有的因人际关系欠佳、有的因社会产生误解、有的因天灾人祸和意外事件、有的因物质对比和金钱悬殊等等，不一而足。

作为一名干部，遇到挫折后一定要正确面对，这不仅关系到个人的发展问题，而且和党和国家事业的发展也有直接关系，处理得不好，就会影响工作，影响人际关系，本是一个当模范、做表率的群体，如果因为挫折而悲观厌世，破罐子破摔，就失去了群众的信任，让党和政府的威信受损。如何才能战胜挫折呢？

第一，对自我有一个正确的认识。特别是要发现自己的不足，然后不断完善自我。不少干部遭遇挫折的原因，最主要的就是认不清自己，以为能力超强，"老子天下第一"，把什么都不放在眼里，对待组织交付的任务盲目自信。实际并非如此，不仅水平一般，而且能力不足。虽然痛快地接受了任务，但却难以完成，遭遇挫折是必然的。这就需要对自己有一个清醒的认识，最好静下心来认真地想一想，自己的能力究竟如何？有哪些优点？有哪些不足？性格上有什么优势？有什么劣势？面对困难时是机会多还是问题多？只有认清了自我，才能在接受任务时沉着冷静、从容自信。相反，既不知己，又不知彼，最后的结果肯定不容乐观。

第二，要有积极合理的预期。干部做任何一项工作都要尊重科学，制定方案，做好计划，讲究流程，此外还有一项非常重要，那就是要设定目标，这个目标就是预期。前面我们在分析挫折源时，着重探讨了需要和动机问题，而这个目标的设立，就包含着这两个因素，所以必须高度重视。既要积极向上，又要合理适中，千万不能不顾实际盲目攀高，最后不但不能完成任务，甚至会半途而废，留下笑柄。现实生活和工作中，不少干部遭受过这种挫折，不仅对个人是一个沉重打击，对党和国家也是一个难于弥补的损失。

第三，要对挫折进行客观正确的分析，吸取深刻教训。"吃一堑、长一智"，一名干部有了挫折以后都有痛苦不堪、焦虑失落的时候，但不能长期沉湎于挫折中抬不起头来，正确的态度和方法是对出现的挫折进行分析，顺藤摸瓜，一个步骤一个步骤地回放，一个环节一个环节地检视，特别是在那些关键节点上，千万不能遗漏，从中找到问题之所在。找到缺点以后要有针对性地制定改进措施，防止今后出现类似问题。这个客观分析十分重要，本身也是一种对心理焦虑的治疗过程。

第四，要学习和掌握多种调适办法，最大限度地缩小挫折导致的影响。无论是什么级别的干部，从内心来讲谁也不愿意遇到挫折，但有些事情是不以人的意志为转移的，如果真的遇见了，不要害怕，而要勇敢面对。实际工作和生活中，不少干部是做不到的，这就需要通过不断磨砺使内心强大起来，增加耐受力。可以有意识地学习和掌握一些心理学知识，培养训练或强化自己的良好行为习惯，如勤奋工作、热爱生活、有同情心、乐于助人、开朗幽默等；要加强意志力锻炼，意志力是思想、情感和行动中所有精神力量的总和，作为干部，应当全面培养和发展自己的自觉性、自制力、果断性和坚韧性等意志品质，不断成为意志坚强的人；要提高心理内驱力，作为干部，特别是党员领导干部，一定要有坚定的信仰和崇高的理想，不断充实和完善自我，做一个内心有光、充满正能量的人，只有这样，遇到任何挫折和困难才能从容豁达、勇敢应对。

第五章
干部面对人际关系维护

人有自我和他我之分，所谓自我是自身对自己所属一切的关照，自己对自己的看法；他我是其他人对自己的关照，是别人心目中形成的印象。在奥地利心理学家弗洛伊德看来，人有本我、自我和超我之分，本我是原始的、本能的，自我是实际生活中的，超我是道德的、审美的、艺术的，无论怎样划分，都是为了更好地认清自我。

人在社会生活中，必然与其他人发生这样那样的关系，即人际关系。人有自然属性和社会属性之分，说到人际关系，主要是针对社会关系来说的。美国精神医学家沙利文的人际关系学说认为，人际关系是人格形成和发展的源泉，人格是经常发生于人与人关系中的相对持久的行为模型。

由于各级干部和普通群众的角色定位不同，承担的责任义务不一样，他们面对各种人际关系时自然有许多不同的特点。

1.干部每天都要面对人际关系

人际关系的心理健康问题，就是要弄清自我在处理与他人的关系时遇到的各种心理状态，当关系和谐时，就有愉快的心理反应。相反，有了矛盾、冲突等，反应在头脑中的便是不适、焦虑、恐惧等。对各级干部而言，他们不可能生活在真空中，每天都要与人打交道，如何打交道？这是一门艺术，处理好了，心情就好，也有利于身心健康，更有利于做好工作，开创事业。

近年来，对各级干部人际关系的研究越来越多，这些研究特别注重干部的提拔与其人际关系的关联度，"能力论"与"关系论"相互博弈，有的认为干部的晋升主要凭借的是其工作能力，有的则认为主要凭借的是其人际关系，"能力论"自然占了上风，但对"关系论"的研究也引起了较大关注，有位研究者对中部某县干部的人际关系网络进行全面梳理分析，认为干亲、同事、同学、同乡、战友等各个类型的人际关系影响着当地干部的选拔。

对于一名干部来说，德、能、勤、绩、廉都很重要，但他每天都要与人打交道，能否处理好人际关系渗透在工作和生活的方方面面，有时甚至是评价干部综合素质的一个重要指标。

让我们来分享一下某国家部委调研室主任李帝的故事：

李帝家住北京市海淀区魏公村，单位在天安门附近，每天早晨6点钟准时起床，起床后，要尽量轻手轻脚，因为妻子的单位离家较近，7点起床就可以了，不能打扰妻子。出院子的时候天还没有亮，需要请保安开门，必须客客气气打招呼，然后在马路边用手机扫码打开一辆共享单车，骑车至北京图书馆地铁站，进站上车后，从天安门出站，步行到机关。一路上，遇见警察、游客等，也不用打招呼，但一到机关大门口，就要与熟人打交道了，进门时要与门卫点头，进餐厅吃早餐时要与同事打招呼，吃罢早餐进办公室，一路上遇到的都是机关里的同事，或点点头笑脸相迎，或问候问候相互搭讪。

坐到办公桌前，一天的工作摆在面前，几乎每件工作都需要与人合作，或者向领导请示，或者与两位副主任商量，或者安排给下属办理。

在李帝看来，与本机关的同事打交道容易一些，但与各省、区、市本系统的同志打交道要困难得多。虽然业务联系紧密，但分属不同的机关，这就需要有意识地拉近关系。他发现各省、区、市相关单位或部门在工作上与他配合得好的，他们的负责人和他本人的关系都是处理得比较好的。相反，关系一般，工作的配合度和落实程度也就一般。

如何把握好人际关系在工作、生活中的权重？一个受人尊重、爱戴的干部，一定是把各种人际关系处理得十分到位的人，这需要有良好的素质和气质，所谓素质是能力与智力的结合，气质是性格与情绪的结合。人们常说"性格决定命运"，对于干部而言，有一个好的性格也非常重要，性格是一个人对现实比较稳定的态度，以及与这种态度相应的、习惯化了的行为方式所表现出来的人格特征。

在单位，李帝是一位领导同事公认"性格好"的人，工作能力很强，他所领导的调研室每年都要写出几篇极有分量的报告，上报之后多次得到上级领导的肯定批示，为事业发展做出了贡献，受到领导和同事们的一致好评。工作上有成绩，心里有底气，就比较自信。他所领导的调研室人手少，任务多，每天都很忙碌，同事之间相互尊重，形成了平等团结互助和谐的好风气，在这样的环境里工作心情自然放松。

在家里，他善于处理夫妻关系，结婚近三十年，没有闹过矛盾，年轻时妻子的脾气不好，他时时处处谦让着，从不顶嘴，时间久了，妻子的性格逐渐向他靠拢，变得越来越平和。有了女儿后，外面的应酬他很少参加，下班之后及时回家带孩子，孩子一天天长大，只要没有出差离开北京，他每天都要抽时间和孩子见面聊天，如今女儿已经出嫁，与他的感情很深，也养成了习惯，每天也要抽时间看看他们夫妻俩。

他的老家在陕西，父母健在时，每年春节总要设法回家乡看望老人，现在老人去世了，哥哥姐姐还在家乡，他经常抽空给他们打电话，问候亲人。家乡常有亲友来北京出差或旅游，他和妻子热情接待，在家乡传为美谈。和他接触过的人都说他性格开朗，是个大好人，看不出有什么烦恼，他常说的一句话是："都不容易！"也就是说，他把人与人之间的关系看得非常明白，经常站在对方的角度考虑问题，心胸开阔，这也让他随时处于心理健康的状态，以更好的精力和姿态投入到工作之中。

干部面对人际关系，每个人都有自己的做法，有些共性的东西，是我们在工作和生活中经常需要考虑到的。从李帝的案例中我们得出处理好人际关系，必须有"四颗心"。

一是要有平等心。作为各级干部，一定要树立人人平等的意识，即使担任了级别很高的领导职务，也要和同事交朋友，和群众打成一片。只有放下身段，把自己摆到与对方平等的位置，说话办事才显得亲切自然。任何人都需要得到别人的尊重，不愿意与颐指气使、高高在上的人打交道，愿意和自己平起平坐的人交朋友。

李帝的朋友很多，每到年底他都要抽空梳理一下，家人亲戚是一块，老乡是一块，同事是一块，同学是一块，同学又分中学同学，大学同学，研究生同学，等等。算下来，人数不少，已形成一个人际关系网络，自己处于这张网络的核心，能入网且经常相互联系的，都是平等相待的人。有的人高高在上，三两次交往后就不再联系了；有的人三观不正，不是一个路子上的人，也很快疏远，留下的，都是有共同话题、相似理念、充满正能量的人。

二是要有同理心。我们经常说一个人要有共情能力，不说"先天下之忧而忧，后天下之乐而乐"，做到与朋友同忧共虑，与群众同甘共苦就很不容易了。作为一名干部，站位要高，要从党和国家的大局出发做工作、交朋友，遇到难题，多从群众的角度想问题、找办法，与群众换位思考，有时要有同情心，但尽量不要在言行上表露出来，要与他们商量着办，和他们一起克服工作和生活中的困难。

李帝和同事们的关系很融洽，很重要的一条经验是站在对方的立场上想问题，办事情，他有丰富的工作经验，组织上交付的任务，他尽心尽力对待；交给同事办理以前，他要再三斟酌这项工作对方能不能拿得起来，如果确实拿不起来的话，他便考虑让能力强一些的人来办，但凡有一丝可能性，他都要争取让对方办理，在他看来，给下属压担子，很大程度上是对对方的一种信任，也可以提高对方的能力。通过几年来的努力，调研室的同志们都有不同程度的收获，大部分同志都已提职晋级。

三是要有宽容心。人无完人，党政干部自身也存在着这样那样的毛病，在日常工作中，面对同事或群众，不要总是看到对方的缺点，要多找优点，发现错误苗头，要出于公心，及时指出来，但要注意场合，尽量避免在公众面前挑对方的毛病。一般问题，如果对方能够及时改正，对事业没有不好影响，能饶人处且饶人，尽量宽容大度一些。但对原则问题，涉及党的政治纪律和政治规矩，这是一条红线，任何人都不能触碰，一旦踩了红线，破了底线，一定要旗帜鲜明地指出来，严格按照党规国法做出处理。干部有宽容之心是必要的，但不能无原则，没底线，要做一个堂堂正正的干部，才能交到真正的朋友。

李帝对朋友很讲义气，有位多年没有联系过的中学同学遇到了困难，突然跟他打电话想借几万块钱，这是一位上中学时经常欺负弱势同学的人，他也曾受过他的欺负，直到近几年，还能听到同学们关于他的不良行为的传说。他没有犹豫，当即答应了同学的请求，回到家里跟妻子说了此事，妻子埋怨他"穷大方"，他解释别人不遇到难处是不会向自己张口的，最后说通了妻子，第二天上班带上工资卡，午休时进银行将钱打给同学。这位同学感激涕零，向他保证尽快还钱，而且经常代他打理一些家乡的事情。

四是内心要强大。搞好人际关系涉及自我和对方两个层面，要交到好朋友，关键还是要完善自我、强大自我。一个人，对人不真诚，待人不热情，小肚鸡肠，就很难被对方接受，也就很难成为对方的朋友。要强大自我，就要修炼内功，切实提高自己的能力和水平。在单位，一定要有真才实学，对自己所在领域必须一清二楚，不能蒙混过关，机关的同事们都经过系统的专业教育，有的甚至是该领域或行业的专家，和他们成为同事，本身就是一种难得的机缘，一定要珍惜，多向老同志学习，多向专家们请教。

李帝是一个注重学习的人，他兼任本室党支部书记，除了带领大家学习党的政策和创新理论外，十分注重学习新知识新技能，强调提高调研工作的信息化水平，他是机关最早带动全室同事实现办公自动化的部门之一。能力水平高，办事公道正派，不仅组织信任，领导满意，同事们也给予极高评价。

在日常生活中，他交了不少真心朋友，很多难办的事，在他那里都能找到帮忙的人，比如说家乡有人求助找一家好医院，求一个好大夫，他总是伸出援手，托朋友帮忙，解决对方的难处。

工作和办事的能力强了，也就有了自信，内心也跟着强大。当然，一个人的素质和气质不是天生的，遗传的基因对人的影响是客观存在的，但更重要的是后天的修炼。党员要注重党性修养，普通群众也有一个修心的责任。在李帝看来，人生在世，就是要追求"真善美"，熟悉他的人知道，他并不是说大话，在他心里，"真"就是对真理、对科学的追求，作为共产党员，特别是党政领导干部，一定要有坚定的共产主义信仰，这个信仰坚定了，就有了精神支柱。"善"就是善良、感恩，要注重道德品行修养，身处缤纷世界，面对芸芸众生，人人愿意与善良的人来往，与懂得感恩的人做好朋友。"美"是美丽、审美，是从艺术的层面来观照我们的工作和生活，要多看到世界的美丽多彩，多欣赏文学艺术，在紧张的工作之余看看电影，听听戏曲，最好能够有意识地培养一两种爱好，李帝在北京上大学时，有位老师酷爱京剧艺术，每次下课前都要给同学们唱上一段，从那时候起，李帝就喜欢上这门艺术了，主动要求跟老师学唱京戏，老师也很乐意，便从那时开始教他。直到今天，他一有空儿就去老师家里学习，老师近九十岁了，身体很好，他们成了忘年交。女儿从小就听到他唱戏，耳濡目染，也喜欢上这门国粹了，唱得比李帝还好。

从这个案例中，我们很清晰地看到：在李帝的世界里，被"真善美"包围着，他很充实，很平和，工作不错，家庭不错，朋友也不错，用真心真情对待家人、同事和朋友，踏踏实实地走着自己的道路。正是因为有如此正确的价值观和待人处世方法，所以他的生活充满阳光。

2.人际关系容易出现的问题

对一名干部来说，人际关系是个系统工程，只有用心经营，才能维护好，从而有利于自己的身心健康。如果在人际关系上出了问题，不仅影响情绪，而且对工作、家庭都会造成危害，甚至阻碍自己的发展。更有甚者，交上了坏朋友，不把人往正处带，弄得不好，还会走上歧途，违纪乱法，乃至被抓进监狱。

这不是危言耸听，党的十八大以来，在以习近平同志为核心的党中央坚强领导下，狠抓反腐倡廉和党风廉政建设，一个个"老虎"被抓了起来，一群群"苍蝇老鼠"被消灭。这些干部中的败类，很多是交友不慎导致的，但究其根源，还在于这些人的理想信念彻底崩塌，头脑里根本没有党和人民，只有他们自身的私利。

用感情维系的人际关系较为牢固。在现实生活中，有亲情、友情和爱情之分，亲情主要指家庭系统中有血缘关系的亲戚之间的感情，在中华民族的优秀传统文化中，向来重视亲情，父子、母子、爷孙、兄弟姐妹之间的感情是与生俱来的，有的地方特别重视一个家族中五辈人之间的亲情，他们认为相互之间在"五服"之内，血缘关系更近一些，就连父子、母子之间都还有矛盾、难于共处的现象，其他亲戚之间的关系就可想而知了。

对于亲情，从传统的农业社会，到工业社会，再到信息社会，社会发展日新月异，总的趋势是随着社会的进步，相互之间的情感越来越淡薄了。但是，无论怎么淡化，父子母子之情，兄弟姐妹之情是不能轻而易举抹杀掉的。在干部中，在上下辈关系方面，和其他领域的人一样，一个带有共性的情感特征是重点向下而不是向上倾斜，即全身心地栽培孩子，但对父母的养育之恩报答不够，传统"孝"的概念在很多人的心目中已经烟消云散了，为了孩子愿意奉献一切，但为了父母每月给点养老钱都要一再压缩，这在生活中随处可见。

至于兄弟姐妹之间的感情，国家实行计划生育政策以前，那时家里的孩子多，兄弟姐妹之间的关系一般都很融洽，后来国家搞计划生育，大都是独生子女，有兄弟姐妹的人不多了。现在看来，兄弟姐妹多不是坏事，相互之间有个照应，但他们之间也有闹矛盾的时候，"一家之主"就显得特别重要了，需要公平公正，把一碗水端平，特别是孩子们结婚以后，家里添了"外人"，不注意平衡的话，碰到爱惹是生非的儿媳或女婿，就会把家里弄得鸡飞狗跳。

夫妻之间的感情较为复杂，需要两个人共同经营，过去说"门当户对"，有时看来还是很有道理的。作为干部，家风建设非常重要，处理好夫妻关系尤为关键。

让我们来分享一下某省委宣传部副部长江春的案例：

某省委宣传部副部长江春，从农村考进名牌大学，毕业后分在省城，先在一家报社当记者，后来考进省委宣传部当公务员，他是经人介绍结婚的，妻子的家在省城，在街道办事处工作，没有孩子时，妻子对农村有新鲜感，一到春节就陪着他回家乡看望老人，有了孩子之后，妻子再也不想动了。江春35岁那年，爷爷因病去世，他跟妻子商量一起回去奔丧，竟被妻子拒绝了，找出来的借口根本站不住脚，让他更加悲伤。在回家乡的火车上，他几次因为想到爷爷对他的好而落泪，同时又想到妻子对他的拒绝，竟然生出了对妻子的埋怨，还想起了大学时的初恋，后悔当初没有紧追不舍，不应稍遇波折时就停止追求。

之后，江春与妻子的关系开始淡化，时不时为生活中的小事争吵不休，他们有个女儿，多次在他俩争吵时大声叫喊："烦死我了！烦死我了！"

夫妻关系不好，有的人会把情绪带到工作中去，但江春不同，在家里与妻子矛盾不断，但在单位却踏实肯干，和同事的关系非常融洽，以至于他的提拔晋升一步也没有耽误，非常顺利。

但是，夫妻之间的矛盾如果日积月累、任其蔓延，时间长了就会爆发冲突，一个冲突之后，接着又是另一个冲突，或大或小，最后的结果就是婚姻关系的破裂。江春在工作上是努力的，但在夫妻关系的处理上却是失败的，不久就走到了崩溃的边缘。有一天下班后，他和往常一样，没有急着回家，而是在办公室起草"离婚协议书"，正在了解财产分割方式时，突然接到妻子的电话，他有些不耐烦地问："有事吗？"

"女儿从学校出走了，老师同学到处找，至今下落不明。"妻子焦急地说。

"我马上去学校！"他当即开车赶赴女儿的学校，见到女儿的班主任时，急切地询问女儿情况，班主任告诉他据同学反映，最近她情绪低落，不与同学说话，独来独往。

江春感到事态严重，立即请公安局的朋友帮忙，最后在一家电影院大厅里找到了。妻子赶过来后，与女儿抱头痛哭。江春问女儿究竟遇到了什么难事，女儿说他俩天天闹离婚，她觉得没意思，不想活了。听了女儿的话，江春和妻子都很震惊，也很愧疚，为了女儿，他俩从此不再吵闹，也不再提离婚的事了。

友情是个比较宽泛的概念，是朋友之间的感情，在工作中有朋友，在生活中也有朋友，工作中交到的朋友非常难得，因为有共同的事业，要维护好彼此之间的关系，关键是要以诚相待。这一点，李帝的故事就很典型，很多工作，如果公事公办，反而难度较大。但有了朋友之情，就要带着感情去做，如果没做好，就对不起朋友。当然，同事之间的友情切忌庸俗化，不能靠一起吃吃喝喝来维持，而是要有共同的理想和追求。

日常生活中的朋友，少不了经常一起聚一聚，如果仅仅靠偶尔通通电话，过节时发发短信来维持，只能是一般的面上的朋友。感情稍深的，总是会找机会聚在一起，吃饭聊天，踢球爬山，感情在这些活动中加深，天长日久，彼此割舍不下。师生情、同学情、老乡情、战友情等等，亦是如此。

这些情感，都比较纯粹，一旦掺入杂质，就会变味。比如有的师生之间，尤其是读硕士、博士时与导师之间的关系，起初为了学问彼此尊重，后来个别导师为了自己的课题盘剥学生，甚至开起了公司当上"老板"，让学生为自己打工挣钱，从师生关系变成了所谓朋友关系，特别是学生进国家机关或国企工作以后，导师三天两头让学生利用资源为自己办事，在违规违纪的边沿上游走。这种"朋友"关系很难相处，不少干部遇到过类似难题。

同学之间，只谈感情尚好，一旦有了利益关系，也令人头痛。很多大学期间的朋友，过几年以后，在国家机关里的，一般有了一官半职；在国有企业里的，也开始说话算数；在社会上其他行业工作的，也日渐有了起色，相互之间请托办事非常容易，往往一个电话就解决问题了。作为机关干部，这个时候心里一定要绷紧反腐倡廉、党风廉政这根弦，往往在不经意之间，就会误入歧途。老乡、战友之间，也会遇到这样那样的诱惑，很多错误，和同事之间尚有警觉，但遇到社会上的好朋友，往往放松警惕，有时铸成大错时才恍然大悟，但想改正却已经来不及了，悔之晚矣。

常言道：君子之交淡如水。建立清清爽爽的同志关系、规规矩矩的上下级关系、亲清统一的政商关系，是我们每一位干部必须铭记在心的戒尺。

3.工作关系是人际关系维护的重点

作为一名干部，上有领导，下有群众，要想把工作做好，处理好同事之间的关系尤其重要。否则，每天一走进单位，心情就不会很好，容易与同事之间产生纠纷和矛盾。

不少人自己工作做得很好，但是不懂得合作的重要性，喜欢单打独斗，这种人给人的感觉是能力很强，但人际关系不好，成长起来也有难度，总有这样那样的羁绊，特别是在人事部门测评干部时，往往得票很低。但要提拔干部，是不得不参考同事们的意见的。

在机关工作久了的人知道，那些顺利成长的干部，一般业务能力不是最强的，中等以上即可，但其综合能力较强，与同事之间的关系一定非常融洽，大家愿意听他指挥，服从他领导。

让我们来分享某国家部委一名局长的案例：

某国家部委有位局长，对党忠诚，待人热诚，有意思的是，他有位大学同班同学和他一起分配到部里工作，至今还是副处长，有人和这位副处长开玩笑，说人家都当局长了，你怎么还是个副处长？副处长笑着说："我同学我最了解了，上大学时就是班上的能人、好人，他太善良了，别人求他办事，他没办成的话比别人还难过，我们班同学说，像他这种人在哪儿都受欢迎，上不去的话简直天理难容！"

事实是，他到机关工作后，从报到那天起，给人的感觉就是真诚、踏实，先在一个处，机关来了献血通知，他第一个报名；来了下基层挂职名额，他抢着要去。处长和同事们都喜欢他，用处长的话说，他们处是一个无坚不摧、无往不胜的集体，再难的活儿到了处里，不用征求意见就可交给他办，他从不推辞，不分难易先一口气揽下来，再去想办法解决。年终考核的时候，除他自己外，都评他为"优秀"。

处里出来副处长职位后，本来有三位与他同时分进机关的同事，但大家一致推荐他当副处长，他还有些不好意思。人事部门找他谈话的时候，他说别的同志比他优秀，他一个劲儿地推荐别人。有位比他年长的大姐，工作也很不错，而且比他早来机关多年，还是个副调研员，他认为应该让这位大姐当副处长，哪知人事部门找这位大姐谈话时，这位大姐坚决推荐他当。在他上任那天，他既激动，又忐忑不安，唯恐辜负领导和同事们对他的信任。

他比以前更加踏实和认真了，经常给处长出点子、想办法，在他眼里，没有官职大小之分，只有是否把工作做好之别。当处长升任副局长之后，无论是组织上，还是同事们，都推荐他当处长。他对处里的工作熟悉，与同事们合作愉快，做成了不少大事好事，引起了部领导的重视。机关有一个特点，一个处室，领导好，同事们配合默契，就能干出成绩来。当这个成绩被更高一层级的领导看上以后，这个处室的领导就有晋升的希望了。

很快，他所在局的局长调任更重要的职位了，副局长升任局长，副局长的职位空出来以后，新局长自然想到了原来的合作伙伴，就向组织上作了推荐，人事部门来局里考察副局长人选的时候，他的得票数又是最高的，所以他在很年轻的时候就顺利当上了副局长。

工作成绩突出是一个方面，人际关系好也是干部成长的一个重要方面，当许多人干得不错时，为什么选你不选他？这就有一个机遇问题了，人际关系往往占比较重。

他没有想到的是，他的工作，他的为人竟然被机关主要领导看上了，副局长没当多长时间，就被主要领导调到身边工作，那一段时间，他陪领导一起夜以继日地工作，为机关建设做了不少努力。

再后来，他被任命为机关一个重要局的巡视员兼副局长，无论在哪里工作，他都扎扎实实，追求完美。没过多久，组织部门考察干部，他的得票率又是最高的，很快升他为局长，他照样兢兢业业地工作。

更可贵的是，即使当了局长，他仍然和原来一样，待人亲切平和，他爱打乒乓球，机关有几位"球友"，他们经常在一起锻炼，用机关干部们的话说就是"他一点架子也没有"。

这位局长在和年轻干部谈心时，对于如何处理好同事之间的关系，他谈了自己的体会，再三强调要不断充实自己，做一个内心强大的人。要加强合作，共同完成工作任务。要多交朋友，有一两个知心朋友，但不能在单位形成小圈子。要公正待人，尽量把一碗水端平。要说话坦诚，不要转弯抹角。要客观反映问题，不要打小报告，但不能发现问题不指出来，只要出于公心，领导和同事们都能理解。

从这一案例中，我们不难看出：一名干部事业成功的背后，是个人能力素质、人际协调、个人努力和机遇等综合因素的结果，更是组织培养、大家关心的结果。一名干部只有德、能、勤、绩、廉各方面都优秀，只有各种能力素质都较强，才能成为一名合格的领导干部。

4.婚姻关系是夫妻共同经营的事业

处理好夫妻关系是干部的一项基本功，这方面出了问题，不仅影响家庭，也对工作造成不好的影响。

让我们来分享一下某省水利厅办公室处长马委的案例：

某省水利厅办公室处长马委工作踏实认真，能力很强，工作中因与该省一县水利局的工作人员小王联系较多，产生了感情，妻子先是怀疑，后来开始跟踪，有一次小王来省会出差，马委跑到小王所住宾馆，两人正在聊天时，妻子推开了房门，当即发生激烈争吵。

回到家后，夫妻俩闹得不可开交，马委死活不承认与小王有什么实质性接触，只是谈工作，但妻子不相信，因为多年前马委与省电视台一名记者来往密切时，妻子就大闹过一场了。妻子忍无可忍，决定找马委的顶头上司水利厅厅长反映情况，多次让马委提供厅长的电话，马委没有答应，妻子说："我自己到你们厅去找！"

马委无奈，只好请示厅长，大体汇报了自己正在与妻子闹矛盾的事，厅长平时对马委的印象很好，同意把自己的电话提供给他妻子。

一天下午，马委的妻子约厅长在水利厅旁边一家茶馆见面，厅长开始有些犹豫，后来听说对方与母亲一起到场才答应下来。厅长到了茶馆，进一包间，马委的妻子与岳母迎了出来，岳母已经70多岁，还未坐定，岳母就要掏身份证让厅长看，厅长说不用看了，原以为担心他认为对方身份不明，实际上是对方担心他是假厅长，是马委的托儿。

厅长明确说现在他是以马委的朋友、一个老大哥的身份来谈话的，母女俩表示理解。听完马委妻子的哭诉后，厅长说了三点意见：一是劝他们不要离婚，为了孩子好好过；二是即使离婚，也要等到孩子心智成熟、上大学后再说；三是最坏的结果，那就是既要离婚，又要调查处理马委，那就进入组织程序，由组织做出处理。厅长让她们三思，最后母女俩选择了第一点意见，希望厅长多教育马委，共同做工作。

走出茶馆，厅长就跟马委打电话，让他好好跟妻子认错，得到原谅，不离不闹。第二天一早，马委主动到厅长办公室承认错误，他把自己与县水利局小王的来往情况向厅长做了汇报，承认多年来的交往确实动了感情，但不像妻子想象的那样下流，心是出轨了，但没有越界行为。

厅长半信半疑，说："这种事，没抓到现场，也很难判定，但无论怎么说，你是党员干部，对家庭要忠诚，不能弄得鸡飞狗跳的，表面上看是家事，但实质上是一个生活作风问题，弄得不好，也会影响工作，对你不好，对单位的形象也不好，希望你处理好这件事情！"马委连连点头。

厅长谈话后，他的心理压力越来越大，脾气也变得怪异，时不时地发火。好几次下班走到家门口又转身离开，在大街上转一大圈后回到办公室抽烟、喝闷酒，给他熟悉的朋友打电话、发微信，请求帮助。

一周以后，厅长接到了马委妻子的短信："厅长您好，上周咱们见面后您已经找马委谈过了吧？这几日他疯了一样给我周边的亲戚甚至外地的朋友打电话，让他们劝我，让我别再找他麻烦了，昨日又发微信威胁我，说我这么闹，他什么都不怕！到现在他都没有认识到多年来有名无实的夫妻关系对一个女人来说是多么不公平，他反复出轨对我对孩子带来的是多大的伤害，他同样也没有意识到他利用工作职权乱搞男女关系是违反党纪国法！违背公序良俗！对党对组织对家庭不忠诚！说实话，他始终没有意识到自己的错误，他认为自己犯的就是所有男人都犯过的错误。这几天他对我实施语言暴力，让我感到很恐惧，希望您能帮帮我，帮帮我们这个家。也给您添麻烦了！"

厅长意识到事态的严重性，立即回复说："我已对他进行了严厉批评，并将继续做工作，努力让你们恢复正常家庭生活。"

"衷心感谢您！希望您让他给我写个悔过书，保证绝不再犯，不然我没有任何保障。"对方发来短信。

厅长迅速给马委打电话，让他不要把婚姻当儿戏，马委诚恳认错。厅长发短信给马委妻子："刚跟马委通话，再次批评他，他说想当面与你沟通认错，说你现在不接他的电话了，希望你能接他电话并允许见面，尽快消除彼此之间的障碍。"

对方回复说："谢谢您！我还是想等他真心认识到错误并书面写出悔过书后再见面，他现在是个两面人，当着您是一面，对我则是另外一面，他对我的痛恨我能感觉到，所以我很害怕跟他见面，怕他有过激行为。"

马委是单位里的业务骨干，他不希望因为家里的事情影响工作，思前想后，还是打算把家里的事情处理好，不给厅长添麻烦。

第二天一早，他就到厅长办公室汇报思想，表示尽快回家安抚妻子，好好把日子过下去。听了马委的述说，厅长觉得还算真诚，就放了心，之后给马委的妻子发了一条短信："今天一早马委来找我汇报思想，说了许多你们以前不容易的事情，都是肺腑之言，他还是真心希望你们一起好好地过下去，维护家庭，共同把孩子抚养成长，我希望你们多沟通商量。"

没有想到的是，对方的回复是："厅长您好！我是真的被马委骗怕了，他一次又一次用谎言欺骗我，每次发现他的劣迹后都能认错，但是不久之后又开始欺骗，反反复复。我太清楚他的真实面孔了，所以我还是想让他提交书面的悔过书，把他几次出轨的经过写清楚，不能再有欺骗。这样也是对我和这个家的保护，不然我真的不敢想象这次轻易原谅他，他如果再出轨犯错的话，我就真的无路可走了，也希望您能表达给他，谢谢您！"

厅长看到这里，不知道下一步应该怎么办才好。下午回了个短信："上午单位特别忙，没有及时回复您，抱歉。"

过了几天，厅长又收到一条短信："厅长您好！这些天马委下班后都没有回家住，他说住在办公室。最近天冷了，我想到他办公室里没有被子，就给他送床被子过去，您猜怎么着？他恶狠狠地说我多事，拒绝跟我说话，还告诉我用不着管他，您说这日子还能过下去吗？"

厅长马上回复："这是他的问题，我批评他。"

对方发来短信："您可能不知道，到现在为止马委从来没有在我面前承认过他的错误。之前我跟您说过，让他写书面悔过书，他肯定也没有写，为什么写？就是要让他写清楚之前我知道的几个女人的事情，写清楚他为什么要这么做，他有没有认识到错误？日子还过不过？如果过，怎么过？他得给我一个保证，还想像以前那样每天说加班不回家骗我，让我什么都不管他，他爱怎样怎样，不许我过问他的事情，这样肯定是不行的，也不是过下去的态度，您说是不是？您那天说让我看在您的份上，您做他的工作，让他给我一个交代，但是至今他对我没有一个低头的态度，我根本看不到他有悔改的意思，我也实在忍受不了了，也快崩溃了。既然您也改变不了他的态度，那您还是帮我约一下纪委书记，让组织来惩戒他吧！"

厅长把马委叫到办公室，捶着桌子说："你哪像个党的干部？一点担当都没有！把家里搞得一团糟，连承认错误的勇气都没有，我看你这个处长也别当了，严格按党规党纪处理！"

马委全身颤抖，哆哆嗦嗦地说："厅长，我知道自己的错误，但家里有些情况，我跟您汇报一下。"厅长觉得马委家里的纠纷不解决好，直接会影响厅里的工作，就耐心听取马委的汇报，马委对自己的婚姻状况进行了一次全面梳理，多次流下泪水，厅长越听越觉得里面的问题很大，严肃地说："无论是什么情况，你的错误在先，一个女同志，为家庭付出那么多，现在她是弱势一方，你必须承认错误，痛改前非，竭力修补你们这个家。"

马委退出办公室后，厅长给马委妻子发了一条短信："为了孩子，无论你们如何解决彼此之间的矛盾，我还是希望用和和气气的方式。"

又过了半个月，厅长以为马委家里的事情处理好了，谁知又收到短信："厅长您好！非常感谢这段时间您苦口婆心对马委的规劝，我们走到这个地步非一日之寒，他无视党纪国法，婚内多次出轨，利用职务之便搞不正当男女关系，但他至今对自己的所作所为没有认识，不知悔改，而且对我的劝告恨之入骨。我请您让纪委启动组织程序，对他进行教育，让他别再继续错下去，否则会祸害别的女人和家庭。"

厅长回复："我已下班回家，没有想到还没有解决好，我让他尽快与您沟通认错。"当即给马委打电话，严厉警告道，"你不能这样执迷不悟啊！虽然是你家里的事情，但已经搞得我精疲力竭了，直接影响厅里的工作了！"

马委说："您放心！晚上我回家认错！"

第二天一早，厅长收到短信："厅长您好！实在不好意思打扰您！昨晚马委找我谈话了，说实话，整个过程我都说不出一句话，他边喝酒边跟我聊，最后把自己喝多了。在整个谈话过程中，在设计好的场景下来了一个我们结婚以来的总结性发言，其中我没有听到他对自己婚内几次出轨事实的认真交代，也没有听到他对这件事情严重性的认识，更没有听到他对今后不会再次发生此类错误的保证。他没有将您的劝说放在心里，坚决表示婚姻关系不可能继续并会提出诉讼离婚！我不知道谁给了他明明犯下那么大错误还不知悔改的底气！"

厅长有些无能为力了，回复两个字："收到。"之后找马委谈话，说再给他一段时间认错，否则纪检介入。

又过了半个月，厅长再次收到短信："厅长好！打扰您了！说实话，我真的不想再因为我和马委的事情影响您的工作，但是我没有办法，我妈年龄大了，一门心思希望我俩和好，多次想跟他聊聊，但他总说忙，事情发生这么长时间了，他都没有跟我母亲好好谈过一次，对我就更甭说了，态度越来越恶劣，拒绝跟我沟通，拒绝回家，在这种情况下我只能忍着，今天他甚至给我撂下狠话，说是我逼他到绝路！您也知道，我不是不给他机会，而是他不知悔改、处处逼我！我也是没有办法，给他机会他不好好利用，反而变成变本加厉的恨！"

厅长回复："收到，没有想到情况会这样，我立即找他谈话。"

过了两天，厅长收到短信："您好！打扰您，跟您汇报一下，昨天上午马委回家找我妈说话，我妈听他说后十分生气，一天都没有吃饭，他竟然说你们检举我，就是把我逼到绝路，最后结果也不一定会怎么样，并不是你们想让单位开除我就开除我的。下午他跟我谈，谈的过程很不愉快，而且他坏得很，不停地给我下圈套，说他主动提出降职，去哪个偏远的县水利局任职，免除处长职务降成个一般干部，并跟我离婚，离婚后同意支付孩子抚养费。对于他所说的降职处理的事情我不知真实程度如何？谈话过程中一再强调我找您告他，就是把他逼到绝路，心中充满不理解与怨恨，并且根本不认为那是在挽救他！他以前对我承诺过的话没有兑现过任何一条，反而一而再，再而三地激怒我！我也知道您一直在为我们，为我们的孩子考虑，想我们处理好这些事情，但是，您说说看，又有什么办法能让他知道错误？基于我对他的了解，他说的哪些又是真话？我是真不知道。我只想让他做一个真正的人，从根本上认识自己的错误，别继续错下去，因为这是在犯法犯罪！"

厅长回复："我会继续批评他，为了孩子，对你们家庭的内部矛盾，还希望多沟通多商量，他的工作情况，组织上会视情作出安排。"

对方："厅长，他的问题在我看来已经不是家庭内部矛盾，他身为公职人员知错犯错，这已经是触犯了党纪国法，就目前中纪委纠正党纪的行动中，成都一个副区长和扬州一个副局长两名公职人员违反作风问题相继被曝光，我相信马委的这种情况无疑也是在给贵厅抹黑！这个情况的严重性他至今没有认识清楚！在多次调解后仍然认识不到自己的错误，并且没有认错的态度，目前的种种做法更是在他的错误上雪上加霜！我没有办法了，只能靠您好好教育他，让他真正认清问题的严重性！"

厅长的压力很大，回复了两个字："收到。"

厅长再次找马委谈话，让他千万不要存在侥幸心理，要从思想深处查找自己的错误，并告知近期将向领导班子成员通报他的违纪情况。

三天之后，厅长收到短信："厅长您好，我真的是不好意思再麻烦您，但是昨天马委把我们家闹得天翻地覆，不仅大吼大叫，骂了我，还骂我妈，我妈犯了病，差点叫救护车，孩子也已经知道他的烂事了，哭着跟他聊了半天，孩子说的话您是没有听见，每一句话都是在扎我的心，我听后根本控制不住眼泪，我们经常吵架让她晚上睡不好觉，知道马委的破事后压力特别大，现在开始厌学了，但是他无动于衷，丝毫不动感情。之前他答应我的几条承诺，现在都说是我在逼他！您也说这件事情他是过错方，如果离婚他应该净身出户，房子没他的份儿，但是现在他说不可能！他还威胁我，说我再给您打电话、发短信，他就起诉跟我干到底，鱼死网破！我说我要跟您再见个面，他立马说他要辞职！一直以来咱们都是想要帮他，我也把家收拾干净希望他回归，但是现在他铁了心地要跟我闹，我也不知道谁给他的底气，您说我有事还可以找您，我现在应该怎么办？我真的是没有任何办法了！"

厅长回复："收到，厅领导尽快处理这个事情。"

过了一会儿，对方发来短信："厅长，我不想活了，您现在方便接电话吗？"

厅长立即回复："一定要冷静，我正在开会，让马委马上与您联系！"又给马委发短信，"立即与你妻子联系，她要寻短见！我在开会，现在顾不过来。"

厅长正在发言时，马委的妻子发来短信："厅长，不用他跟我联系了，我要求立即启动组织程序！我们谁也救不了他了！"

厅长回复："收到。"

会议结束时，厅长看到短信："您好，都说一日夫妻百日恩，在万般无奈的情况下我找到了您，想用最后的办法去帮助马委，但是他没有认为我是在拉他回来，而是心里对我充满了仇恨，这一个月来我不知道什么人又对他做了思想工作，到今天他对我的态度跟我们一个月前谈话时的态度完全不一样。说实话我们的家到今天不容易，两边的父母也不容易，孩子也特别优秀，我真的不想他的事情毁了这个家，毁了孩子，最后闹得两败俱伤。虽然您说您已经找他无数次地谈话，但是我还是想最后一次麻烦您，请您再找他谈一次话，或者我们三个人进行最后一次谈话，如果他还是对我有无限的怨言不愿意回这个家，我们都无能为力拉他回来的话，走最后一条路我也就不后悔了。不知道您还愿不愿意最后帮我们这个家一次？"

厅长马上回复："可以的，都冷静下来，为了孩子，无论如何不能冲动。"

对方发来短信："我想多问您一个事，因为马委太两面性了，对我和对您完全不一样，为了减少对家庭的伤害，他自动提出辞职的话，组织程序是怎样的？整个过程到审批完成需要多长时间？"

厅长回复："先向厅里写报告，单位提出意见后报省人社厅审批，最快三个月，慢就不好说了。"

对方："明白，谢谢您！"

就在厅长考虑如何处理马委这个家庭矛盾的时候，接到了马委的电话，他主动请求厅党组启动组织程序，对他的问题进行处理。厅长说："你要慎重考虑，我处理过多起家庭纠纷，都是先内部调解，实在无法调和了才进入组织程序。"

马委说："厅长，我实在受不了了，太压抑了！"厅长让他去办公室谈，进了办公室后，他木木地站在厅长面前，厅长看见他那张憔悴的脸和黑色的眼圈后，生出了一股怜惜之情，忙请他坐下，说："你怎么变成这个样子了？"

马委说："您不知道，我老婆每天给我爸打一个电话，她怎么骂我都没有关系，但竟然骂我爸，说我爸没把我教育好，您说能这么干吗？我承认犯了错误，但不能把战火引到我爸身上呀！他还跟我姐打电话，埋怨我姐，说我们这个家没有家教，没把我带好，培养出来一个流氓。"他情绪越来越激动，"她在微信朋友圈里写出大段文字骂我，让所有熟悉的朋友都知道我们的事情，我已经快要崩溃了，甚至准备辞职回老家种地去。"

厅长安慰了一阵后说："这件事情到了这个程度，我很痛心，但仍然希望还有挽回的余地，否则的话，对你、对你们这个家庭，后果不堪设想。"

马委沉默半晌，抬头说道："厅长，我实在扛不住了！"

厅长说："既然这样，那我们就走组织程序吧！"

当天下午，厅长召开领导班子会议，提出马委的问题，决定先由机关纪委负责，立即启动组织程序。

第二天一早，厅长收到马委妻子的短信："厅长您好，昨天半夜我接到马委的电话，他跟我说昨天纪委书记已经找他谈话了，不知道事情是否属实，我想跟您求证一下。"

厅长回复："属实。请你把孩子照护好，相信组织上会处理好的。"

过了一会儿，厅长又收到短信："尊敬的厅长，这段时间您一直在为我们能够维系住现在的家庭做了很多努力，所有的事情走到今天这步也是大家都不愿意看到的，也希望马委能够认识到自己的错误，积极配合调查，也恳请后期有任何情况和处理意见的时候您能够告诉我一下，给您添了这么多麻烦，真心感谢您！"

厅长："收到。"

下班后，厅长收到马委的短信："厅长好！关于处理我个人问题的相关组织程序昨天启动了，我服从组织决定。感谢您在事发后对我们家庭的关心和所做的工作，感谢您对我个人的多次批评教育。这期间，因我个人问题对工作上带来的打扰和影响非常抱歉！请您放心，我一定认真坦诚地接受组织调查，勇于承认自己的错误。"

厅长心中一时五味杂陈，想了半天，回复道："好的，严格要求自己，配合组织调查，把家里的事情安排好。"

马委独自坐在办公室里，机关有食堂，晚上也有饭菜，但他没有心思吃饭，在他办公室里的铁皮书柜里放着几瓶白酒，他拿下一瓶倒了满满一茶杯，边喝边想着自己家里的一堆矛盾，像一团乱麻，难于理清。

摆在自己面前的，正如厅长分析的，有三条路可走，第一条就是回归家庭，把余下的日子过好，他尝试过，但他认为与其在一起天天吵架，不如分开来过，这里有一个最大的问题是孩子，回归自然对孩子好，他有一个完整的家，不会遭受大的心理创伤；第二条是暂时不要离婚，待孩子长大成熟之后再说，这么过日子也很痛苦，两口子天天都要演戏，演一两天可以，时间长了，就会露出破绽，他做不到；第三条是快刀斩乱麻，彻底离婚，他认为对两人来说，好说好散、和平分手，对彼此不造成伤害，双方都可以得到解脱，这是最好的结果。但他清楚，对妻子来说，这一点绝对做不到。她的目标十分明确，那就是让他改邪归正，回到家庭，继续一起生活。

如果组织上处理自己，会有什么结果呢？他认真研究了党员干部违规违纪后的相关组织处分条例，虽然婚内出轨，问题严重，但没有造成较大影响，处理不会太重，不至于开除公职。但若妻子把问题闹大，造成了恶劣影响，最后的处理结果也会大不一样。他喝下半杯白酒后，心里已经热浪滚滚，再往下喝，非醉不可，他想停下来，但手不听使唤，又一次端起酒杯，大喝一口。之后，他用双拳猛烈地砸头，竟然撕心裂肺地哭喊起来。

第二天一早，厅长让马委到他办公室一趟，马委不敢迟疑，立即跑到厅长办公室。厅长看见他的窘境，没有批评，叹了口气说："你也不要背太大包袱，相信组织，相信你自己。"厅长推心置腹地说："你是单位的骨干，当上处长不容易，昨晚喝那么多酒，弄得全楼都能听到你的叫喊，我还专门跑来一趟，你这样下去对得起谁呢？"

马委站在厅长对面，眼泪流淌下来，他有些无地自容，但又有一肚子的委屈想向厅长述说，厅长看出了这一点，就让他坐下来，倒了一杯水给他，让他尽情叙说。他从与妻子相识一直说到现在，既说自己的缺点，也说妻子的不足，厅长耐心地听着，偶尔插嘴。末了，厅长说："你发现没有？你和妻子之间的问题，双方都有责任，最大问题是缺少沟通，平时各忙各的，遇到问题不一起商量，你们最初结婚，她的条件可能比你好，你一个刚分来的大学生，一点根也没有，但她是本地人，家里条件也不错，你还有点求着她，对吧？"

马委点了点头，说："当时我们的关系是相当好的。"

"后来，你一步步成长，在城市里也算扎下了根，而且当上了领导干部，你的条件就比她优越了，这个时候，是她有点害怕你变心了。"厅长笑着分析道。

"厅长，我当副处长以后，确实有些看不上她了，因为每次回家，她都唠唠叨叨，我经常感到烦躁。"马委说。

"可不是嘛！所以你和一个记者弄到一起，而且被你妻子碰到你们经常一起看电影，喝咖啡。"厅长把他妻子反映的情况告诉他。

"说实话，我们并没有上过床，但妻子坚决认为我们做过对不起她的事，"马委说，"也是我疏忽，有次妻子进我办公室，发现别人躺在沙发上，就不得了，说我们睡到一起了。"

"这一次不一样，是在宾馆遇到你们的，当时是上班时间，"厅长说，"确实不应该！"

"她很长时间都在跟踪我，"马委说，"说要当场捉奸。"

厅长分析说："你当处长后，你妻子更觉得离你有距离了，担心你有外遇很正常，因为平时关系就不好。"

"现在她逼我回家，采取的方式是把我往绝路上赶。"马委有些委屈。

"不是你说的这样，"厅长说，"其实说白了，只要你不提出离婚，她那里什么都好说，即使处理了你，也没关系。但她用的方法确实不对，可是你想一想，她能有什么其他办法呢？"

马委低头不语。

"都是过来人，"厅长说，"什么都清楚，你如果把她逼急了，必定是两败俱伤、鱼死网破，但你站在她的角度想一想，作一下换位思考，到了那种地步，又有什么事情干不出来呢？你要看到的是，她对你的感情是真实的，虽然表达的方式有问题，总的来说没生过什么二心，错误在你这里，如果离婚，她肯定要最大限度地争取自己的利益，这是谁都理解的。"

尽管马委的内心还有不少疑问，但他深信厅长是在帮他，帮他这个家，他感激地握着厅长的手说："您就像我父亲一样，让我回去再想一想。"一个月以后，马委回归家庭。

从这个案例我们得出这样的结论：家是最小国，国是千万家，家事连着国事，要想在事业上有所成就，就必须处理好家事。

5.构建良好的亲子关系

　　干部如何处理好与孩子的关系是一门学问，如果本职工作做得好，但没有把孩子培养好，也不会有太大的成就感，只有齐头并进，才能感受到成功的乐趣。

　　我们来分享一下某省会城市一个区长覃全的故事：

　　覃全，平时工作异常繁忙，根本顾不过来培养孩子。他有一个儿子，从小到大，都是妻子在负责。儿子考上本市一所重点大学后，覃全高兴极了，本来已经答应好开学当天要和妻子一起送儿子入学报到的，但事到临头却有一个招商引资的项目洽谈，非他出席不可，只好由妻子一个人送儿子入学。

　　当晚，他跟儿子发短信："到了新环境还好吧？"

　　"还好！我慢慢熟悉！"儿子回复道。

　　"好的！你们学校的中文专业不错，祝你学习愉快、诸事顺利！"覃全又发一条。

　　"谢谢啦！"儿子回复后，加发一个表示感谢的动态图。

　　过了几天，儿子给覃全发一短信："爸，跟您转发我们班级的微信公众号，求您快快在我朋友圈里点赞、关注班级公众号！谢谢！"

"好的！"覃全回复。

过了一会儿，儿子发来短信："谢谢爸！但您并没有给我点赞啊！"

覃全立即在朋友圈里找到儿子的图标后点赞。

儿子迅速回复："收到赞啦！谢谢！"连续发了三个动态图，意为"开心""告辞"。

过了一天，儿子发来微信："请问您，我们做的公众号内容写得怎么样？"

"写得好！"覃全并没有时间看儿子发来的公众号，但为了不让儿子伤心，说了假话。

儿子连续发来两个表示"开心"的动态图后，再发一表示"告辞"的图片。

一个月以后，儿子发来微信："爸爸，我选修了戏剧文学课，打算写一部戏剧，暂定题目是《大学时光》，待完成剧本后，再组织同学排演，大四时在我市人民剧场演出，之后到北京国家大剧院演出，到时我作为编剧邀请您和妈到现场观看。"

覃全将信将疑，回复道："好的！祝成功！一定看！"

覃全是个大忙人，从来没有问过儿子的学习情况，据妻子介绍，中学的时候属于中等，进了大学，原来的写作才能显露出来了，每天抽时间看书写作，立下了当作家的志向，但覃全对儿子要完成这么大一部戏的设想不敢奢望。

儿子对父亲的祝贺表示感谢后，又告诉他一个好消息："我昨天在晚报上发表了一篇散文《花开校园》，您一定要抽空读一下。"然后把发布这篇文章的公众号转给覃全。

覃全放下手中的工作，急切地读了起来，大意是讲一个新入学的大学生，对周围的一切感到新奇，参加社团活动时，对自己的师姐产生了好感，但对方毫无感觉，他便陷入情网，难于逃脱，只有当他独自漫步在校园里看见盛开的鲜花，心情才变得好一些，细节描写非常细腻，打动人心。

覃全吃惊了，没有想到儿子的文笔竟然这么优美，远远超过了当年的他，他抑制不住激动的心情，询问儿子什么时候有空，他要到学校旁边的餐馆里请儿子饱餐一顿。

过了半晌，儿子回复说："谢谢您的好意，我最近太忙，抽不出时间与您吃饭，待周末回家再说吧！"

覃全有点遗憾，也察觉儿子哪里有点什么不对劲的地方，那就是对他太客气了，不像父子对话，又开始责怪起自己来，长年不和儿子交流，就连正常的交流也变少了。但又想到儿子是为了忙他的正事，就没往心里去。

他想起儿子说他这篇文章发表在昨天的晚报上，就走出办公室，去找报亭买报纸，想多买几份保存。他找到了报亭，也找到了昨天的晚报，上下左右找寻儿子的文章，遗憾的是没有找到，就用手机打电话问儿子，儿子生气地说："不是告诉过您发表在我们班公众号上吗？"

覃全讨了个没趣，挂断电话，他有些疑惑："什么时候儿子和我说话的口气变成这样了呢？而且是他告诉我发表在晚报上的呀！"

当天晚上回家，覃全把自己遇到的疑惑跟妻子说了，没有想到妻子也有相同的疑惑，对他说："儿子说他在《人民日报》上发表了文章，我问他哪天发的，他说昨天，我去街上买了昨天的报纸，根本没有他说的文章，就问他，他很不高兴，就说不是告诉过我他在班级公众号上发表了文章吗？跟你说的情况类似。"

覃全不敢掉以轻心，决定当晚赶到学校，约个时间让儿子到校门口取水果，儿子说："好的！"

夫妻俩打出租车赶到校门口，约的时间早过了，却不见儿子的身影，妻子又打电话过去，儿子接了电话，问："妈，有事吗？"

"我和你爸在校门口等你来取水果。"妻子说。

"我正上晚自习呢！谁说要吃水果了？"儿子不耐烦地说。

妻子十分惊讶，对覃全说："他怎么忘了我们的约定呢？"

"这是个问题，走！我们找他辅导员去。"覃全打通了辅导员的电话，说要向他咨询有关儿子的情况。辅导员说："你们来得正好，我这两天也想找你们呢！"

夫妻俩在学校图书馆门前找到了辅导员，把他们遇到的疑惑告诉辅导员。

辅导员说："刚入学时，他很热情，但话不是太多，因为喜欢戏剧文学，就在系里成立了一个戏剧社，他当了社长。据他班上的同学讲，他这个社里有个大三的女同学长得很漂亮，在交流创作心得时他产生了爱慕之情，可是那位女同学早就有了男朋友，就委婉地拒绝了他，说以姐弟相称比较好。从此之后，他就情绪低落，时不时地在宿舍里与同学闹矛盾，发生过好几次争执了，我去调解过两次，都是些鸡毛蒜皮的小事情。"

"这几天，他跟我打过几次电话，说了几件事情让我办，可是下次再通话时，他就把前面说过的话忘了。"妻子说，"我也问过大夫，估计是心理疾病，说要见面后才能确诊。"

"我们到图书馆大厅里等一下，麻烦您把他叫过来说说话可以吗？刚才我们打电话他都没接。"覃全请求辅导员给予帮助。

"没问题！你们等一会儿。"辅导员拨通他儿子的手机电话后说，"请你到图书馆大厅来一趟。"

"好的！"回答非常爽快。

没过多久，覃全的儿子走过来了，见到父母没有表示出兴奋，显得不太高兴，看了辅导员一眼，望着他们问："你们过来做什么？"

"给你送水果呀！"覃全说，"你妈不是跟你约好了吗？"

"没人跟我约过，"儿子望着面前的水果对辅导员说，"这水果送您吃吧！"

辅导员摆了摆手说："你父母专程给你送来的。"

儿子说："他们也不跟我约一下就跑过来了。"

覃全观察着儿子，看有什么异常，发现脸上变得消瘦了，眼睛无神，就担心他没有休息好，便问："学校吃得怎样？睡得怎样？"

"都好！我都大学生了，不用你们操心。"儿子说完，突然问，"爸，我想入党的话，您有什么建议吗？"

"好啊！先写申请书，多向辅导员请教，关键还是要自己表现好。"覃全觉得儿子没有什么不对劲的地方。

辅导员走后，妻子说："儿子要入党，这多好，我和你爸都是党员。"又问，"你和宿舍的同学相处得怎样？"

儿子气呼呼地说："同学欺负我，师姐躲避我，老师恐吓我！"

夫妻俩面面相觑，内心充满了恐惧，他们确定儿子已经病了，什么病，他们不清楚，想让儿子一起回家，但遭到拒绝，只好先把儿子送回宿舍，把之前对同学的打扰进行道歉后，叮嘱同学给予关照。

事态的发展往往不以人的意志为转移，覃全夫妇刚到家，还没进门，就接到辅导员的电话，请他们迅速赶到学校，说他们刚离开儿子宿舍，儿子就与同学发生了争执，他操起暖瓶砸向同学，同学的额头被打破，正送往校医院治疗。

夫妇俩赶到儿子宿舍时，有位保安正从身后紧紧地抱住儿子，另两位保安一左一右死死地按着他的双腿，辅导员见他们夫妇赶到后，简单说了一下刚才的情况，就让保安把他们儿子推进门前的救护车，学校派了一辆车拉着覃全夫妇，跟在救护车后面。

救护车直接前往本市一家精神病医院，覃全交了入院费后，本想与妻子一起进去陪同儿子，但被医院拒绝了，说这是规定，不能让家长陪同。

覃全夫妇回到家里已是半夜，均已精疲力竭，覃全正欲开口说话，妻子再也控制不住，大声哭了出来。覃全也没忍住，已是泪流满面。

第二天一早，夫妇俩赶到医院，想看一看儿子，但被院方拒绝了，说这不利于治疗。覃全问医生确诊没有，院方说当天上午经三位专家会诊后才能得出结论。

这天覃全没有上班，在家陪伴着妻子，从昨晚开始，他们在网络上查找类似病例，觉得像精神分裂症，又像歇斯底里症，还是抑郁症？躁狂症？覃全后悔这么多年来对儿子关心太少，和妻子也没多少交流，只顾区里的工作，有一种得不偿失的感觉。

中午12点，夫妻俩等来了医院的消息，大夫在电话中告知是双向情感障碍症，听了大夫的介绍后，两人立即上网查询，不查不知道，一查吓一跳，原来这个病有很大因素来自家族遗传，发病后很难治疗，有时表现为抑郁症，有时表现为躁狂症，有时两种症状一起出现。

"遗传？"覃全没好意思问妻子，偷偷给在北京工作的大哥发了个短信，询问家族里有没有类似病例，大哥回信息说："不太清楚。"覃全担心儿子的病是自己家族遗传的。

一个月之后，儿子出院了，看起来胖了许多，先前发生的事情他已经记不起来了，夫妇俩非常高兴，一起把儿子送进学校，特意拜访辅导员，请予特殊关照。

没有想到的是，过了3个月，一天上午，儿子再次与同宿舍同学发生冲突。儿子打110报警，说同学在他水里下了毒，他要追究责任，辅导员跑过去做工作，说这是不可能的事情，他死活不干，争吵间，警察赶过来了，他问为什么叫来警察？同学说是你打的电话，他不承认，认为是同学陷害他。辅导员跟警察说明了情况，警察便离开了。辅导员又耐心地对他做说服解释工作，好不容易才平息下来。之后，辅导员迅速把情况向覃全做了介绍。

覃全丢下手头的工作，立即赶往学校，当他跑进学生宿舍时，儿子不在，询问同学，他们谁也不清楚他到哪里去了。

覃全急了，打电话跟妻子说："儿子从宿舍跑了，我正去找学校保卫处帮忙，看能不能尽快找到。"

听到消息，妻子惊慌无比，催促道："你加紧找，找不到的话就报警！我马上赶过去！"

妻子赶到学校时，覃全和保卫处的人已经找遍了学校的每一个角落，但没有见到儿子的踪影，就在他们准备报警时，北京的大哥打来了电话："侄子刚才在微信里问我的单位在哪里？远不远？他说要到我单位参观参观。我问他在哪里？他说正在前往北京的动车上。"

"谢天谢地！"覃全说，"他从学校宿舍跑了，我们正在到处找。"

大哥在中央和国家机关某部当司长，是覃全工作和生活上的指路人。覃全知道儿子要去找他大伯，心里虽有些难受，但毕竟人有着落了，也就放松了许多。他没有犹豫，立即打电话跟区委书记请了假，迅速买了两张飞往北京的机票，与妻子赶赴北京。他们比儿子提前抵京，打了一个出租车直奔大哥家，在大哥家附近一家宾馆住下来，并与大哥商定先不让儿子知道。

下午4点，伯父收到侄子微信："我大概7点才能到北京西站。"

伯父问："你和谁在一起？"

"我一个人。"侄子回复。

"我马上安排接站，你出站后在门口等着，我让你哥哥去接。"这哥哥是伯父的儿子，伯父给儿子打电话做了安排。

过了一会儿，伯父收到微信："大伯，请问您能否把《中华人民共和国民法典》一本，鲁迅、莎士比亚、莫言写的书各一本送给我作为礼物呀？我没有赚到足够的钱去买其中的任何一本，但我随身带了回礼，投我以桃，报之以李。"

伯父知道侄子病了，但没有估计到病情的严重性，还把侄子当成正常人对待，回复说："没问题的！"

侄子知道有人接站后，给伯父补发一条微信："感谢大伯安排接站！"连伸了三个大拇指。

这天晚上，覃全夫妇与大哥一起在宾馆吃饭，儿子被他哥哥接到家里，大嫂做饭，兄弟俩相谈甚欢，没有看出什么不对劲来。覃全夫妇说儿子对他们的意见很大，认为上次住院时竟然丢下他不管，心中埋下了仇恨的种子，现在不接他们的电话了，微信也把他们拉黑了，为不刺激儿子，他们表示暂时先不露面，请大哥注意动向，发生意外情况随时告知。

覃全的大哥回家后，发现侄子十分正常，就与他聊天，问他父母情况，他说："大伯您不知道，他们两个人平时老吵架，对我也不好，我住院以后，他们竟然一次也没有去看望过我，哪像当父母的。"接着继续控诉，声泪俱下。

"你今天也累了，"伯父说，"早点睡觉吧！"

他这才停顿下来，去卫生间洗漱，然后上床睡觉。

第二天一早，天还没有亮，覃全的儿子就起床了，待伯父走进客厅，他主动打招呼后说："大伯，我爸妈很抠门儿，从来不给我钱，我现在不理他们，不和他们说话了，您能不能借我两千元，大学毕业后加倍还您。"

"可以的！"伯父当面用微信转给他两千元钱。

收到钱后，他说："我这次来北京，有个重要任务，要找一家精神病医院看病，想请您帮我推荐一家，有人说我有双相情感障碍，我根本没有！"

"我还从来没有和精神病医院打过交道，"伯父发现侄子主动要求去医院看病后，十分高兴，"听说天坛医院的脑科不错，安定医院是看精神病的，北京某医院也是。"

侄子立即网上挂号，前两家医院一周内无号了，他抢了一个北京某医院的特需专家号，费用800元，后天上午9点即可看病。

"大伯，明天晚上您和伯母有没有时间，我请你们看戏，"侄子说，"昨天来北京的动车上，我就在网上买了3张票，问过哥哥，他不爱看。"

"什么戏？为什么买3张？多少钱一张票？"伯父很感兴趣，"你伯母晚上没空，我叫个我的同学一起去，这票钱我出啊！"

"是昆曲《牡丹亭》，每张200元，我师姐说好和我一起看的，她最爱看戏了，又想到带上哥哥，就买了3张。"

"你师姐?"伯父问,"她在哪里啊?"

"我们系里有个戏剧社,有个师姐特别有才,人也漂亮,上次我出院后告诉我,如果我没有'双相障碍'的话,她就跟我好,我没有呀!这次我要让北京的大夫跟我开个没病的证明,"侄子说,"她说她来北京了,我就赶过来了,可是打她电话她不接,微信也不回,是不是遇到什么为难事了?真让我担忧!"

伯父有些忧虑,上班路上,跟覃全通了电话,说了这些情况,覃全说:"愁死我们了!昨晚我们一夜没睡,担心在你家发病,现在已经是病态了,还不严重。他主动想看病是好事,但他的目的是要开没病的证明,认知有问题。大哥你辛苦一下,顺着他来,也帮我们观察观察。"

伯母起床后,发现丈夫已经上班,住在家里的侄子也出门了,但昨晚交给孩子的家门钥匙还放在饭桌上,知道他忘记带了,又看一眼孩子所住房间,里面被孩子弄得乱七八糟,书架上的书被孩子拿下来,左一堆,右一堆,胡乱摆在地板上,床上的被褥没有折叠,衣服也乱放。伯母摇了摇头,叹了一口气,她给丈夫打了一个电话,告知孩子没带钥匙的事。

覃全接到大哥的短信时,正在宾馆房间里与妻子商量下一步对策,但不知道如何办才好。

"大嫂告诉大哥,儿子已经出门了,忘记带他们家钥匙,"覃全说,"大嫂也要上班,等会儿儿子回来没法开门。"

妻子说："这倒问题不大，得让大哥掌握他的去向。"

"对！我跟大哥说。"覃全就给大哥发了微信。

收到弟弟的微信后，大伯立即给侄子发微信："你到哪里去了？昨晚给你的家门钥匙，你忘带了，我们都在上班，你自己在外面吃午饭吧！晚上我们一起吃饭。"

半天不见回信，加之覃全不断催问，大伯焦虑不已，正待请公安部门的朋友帮忙时，侄子发来一张照片。大伯急忙问："你在城铁上？到哪里去？"

侄子回复："香山。"

大伯把这消息转告覃全后，回复侄子道："好的，一定要注意安全，尽量节约手机电量，否则联系不上。"

侄子回复："好的！"

覃全和妻子之前领教过儿子的类似言行，虽然也有一些担心，但不像大哥那般恐慌。

下午5点多，大伯给侄子发一短信："我已经在回家路上了，你几点钟回来吃饭？"又接不到回复了，原来，他从香山回来后，和哥哥一起去看电影了。当晚11点，才与哥哥一起回到家里，据哥哥介绍，他看电影时的话很多，从头到尾说个不停，但当哥哥的不敏感，没发现有多大问题。

大伯问："你看见我约你吃晚饭的微信了吗？"

侄子急忙掏出手机，突然举起手机惊叫："手机丢了！"

"手机不是在你手里吗？"大伯说。

"我有两部手机，丢了一部。"侄子说，"手机恐怕是在香山丢的，我爬到半山，回头一看，景色和那次与师姐春游时看见的一样，就有点想念师姐了。我继续爬山，突然发现身上带的手机没有了，就往回走，遇到几个人，我问他们捡到我的手机没有，他们让我说号码，我就说了，他们就用自己的手机打了，我的手机一响，就把手机交给我了，可是我忘了，我是带了两部手机的，估计另一部也是在那时丢的。"

大伯知道他的病情，不太相信，当晚发短信给弟弟确证，覃全夫妇没敢睡，正在焦急地等候着有关儿子的消息，接到大哥的短信，立即作了回复，告诉大哥儿子确实有两部手机，说是工作需要，他们又给他购买了一部目前国产最好的手机。

大伯对侄子说："丢了就丢了，别在意。幸好还留了一部手机，否则我们都没法联系上你了。"

侄子说："大伯您再给我借点钱，我明天先去西单图书大厦买书，再去买部手机。"

大伯说："我跟你爸说一声，明天你直接从他那里要钱吧！别忘了晚上一起看戏呵！"

侄子有点不高兴，不情愿地说："那好吧！"突然又瞪大眼睛问，"看戏？到哪里看戏？"

大伯说："你买的票呀！你把票的微信截图发我了，那部手机还在吧？还有我同学，我们3个人一起去看。"

侄子看着自己的微信点了点头，笑了。

覃全夫妇第二天凌晨4点多就在大哥所住那栋楼的院门外等着，想从侧面偷偷地看上儿子一眼，儿子发病的时候，晚上睡得很少，早晨一般4点左右就起床了，不是在房间里看书听音乐，就是到街上一通乱逛，在家里和学校里如此，估计在他大伯家也是如此。

果然，4点多儿子就出院门了，天还暗着，借着路灯光，夫妇俩远远地望着儿子，不敢接近，心中无限伤感。儿子走远了，他们的眼光跟随着背影又走了一段路程，互相望一眼，已是泪流不止。

儿子在西单图书大厦购买了1万多元的书，都是他师姐平时提到的，尤其是成套的线装书，繁体字，其实他看不懂，但他认为只有先买下来，才有可能看进去，从而缩小与师姐之间的文化差距。他结账时跟覃全打了电话，说他在买书，一会儿还要去购买手机，需要两万块钱，请他支持。覃全没有迟疑，立即加儿子微信，让他通过后微信转账。

知道儿子下午要把书送到大哥家，夫妇俩又在院门外远远地守望着，儿子从出租车上往下搬书的时候，覃全恨不得飞跑过去帮一把，但他强忍着没有动，妻子一个劲儿地抹眼泪。

大伯下班回家以后，就带着侄子去看戏，同学说要开车去接，他说太堵车，他带侄子乘地铁，演出地点在吉祥戏院，在银泰大厦里，他俩乘地铁到王府井，出地铁后，大伯一时弄反了方向，侄子发现后，帮着用手机定位，他们按手机定位找到了银泰大厦，坐电梯上楼，找到戏院大厅，同学早已通过扫微信二维码取票等着他们了。大伯向同学介绍侄子，同学道："长得这么帅！爱看戏的大学生素质都很高！"

侄子不好意思地笑笑，说："谢谢叔叔夸奖！"

大伯没有向同学透露侄子生病的实情，剧终时却发现侄子不在剧院了，把他吓出一身冷汗，迅速给侄子打电话，没人接，同学劝他不要急，可能上厕所去了，还好，过了一会儿，侄子回话了，告诉大伯等等他，他去商场买羽绒服去了，大伯让他马上回到剧院大厅，他答应了，可是半个小时过去了，还是不见人影，大伯急了，一次一次打电话，但没人接，就在同学也要失去耐心之时，侄子穿着崭新的羽绒服跑回来了，别扭的是，他把旧衣服套在新羽绒服外面，令人啼笑皆非。

同学开着车，送伯侄俩回家，一路上，侄子滔滔不绝，说到刚刚看过的昆曲《牡丹亭》，他讲述着剧中情节，时不时地说出自己的评价，同学惊喜地说："这孩子太厉害了，水平这么高！"

大伯没有答话。侄子说："叔叔，我看到一半就不想再看了，后面的情节我想也想得到，这种戏我会编得更好，我正在编一出大戏！"

同学笑了，说："是吗？祝你成功！"

伯父与侄子下车的时候，覃全夫妇躲在远处，全都看在眼里，见儿子神态自然、有说有笑，他们放心多了。

第二天一早，侄子要到北京某医院看病，头天晚上，大伯说要送他去，5点半出发，送到后再去上班，他说没必要，也不必这么早，他自己去就可以了。

6点40分，大伯上班前把医院地址发他，发短信说："你挂上号后把小票拍照发我，检查单子、交费单子都拍照发我，我好找你爸要钱，上午我开会期间不及时回你短信的话，特别是差钱的话，直接找你爸要。"然后微信转给他3000元，他收了。

8点，他打出租车抵达医院，进门后一边走，一边拍照，快到9点时，到网络挂号登记口领到纸质挂号单，再到分诊台，按护士要求将挂号单放在台面上，等候叫号。

9点半，他听见叫到自己的名字，就去专家室就诊。大夫问他看什么病，他说："我没有病，但老师同学、爸爸妈妈都认为我有病，让我吃药，我不想吃，逼着我吃，我要反抗，就坚决不吃了，不吃倒好，什么问题也没有。"随后与大夫产生激烈冲突。

大伯不放心，让儿子先到医院找专家问清情况后再去找弟弟，并且要一下大夫的联系方式，12点，儿子介绍完与大夫交流的情况后说："爸，医生不方便留电话，她说通过医院联系她。最后给了两条建议，一是需要陪同就诊；二是法定监护人尽快安排住院治疗。我现在就去找弟弟。"

大伯说："好的，找到后告诉我，你也别着急，我和你叔叔正在想办法。"之后他立即跟覃全通电话，交换意见。

覃全夫妇等候在宾馆，期待听到关于儿子的好消息，哪怕儿子能够主动接受检查治疗也行，如果答应住院的话，也是一个非常好的机会。大夫打来电话向覃全咨询情况时，他还比较乐观，认为希望很大；但当大哥来电介绍儿子看病的情况后，他和妻子升起的希望又一次破灭了，他们再三请求大哥帮忙出点子、想办法，他们的压力实在太大了。挂断电话，夫妇俩立即出门打出租车，向医院方向赶去。

大伯给侄子打电话，不接；发短信，不回。直到12点半，侄子发来了微信："大伯，我跑北京猿人的老巢来玩，让我生气了，我要上复旦找陈寅恪师哥。北京的研究生不读了，我在上海外滩仰望他们。"大伯一看这都什么乱七八糟的，就回复"收到"两字。

过了一会儿，侄子发来短信："大伯，我想去苏州大学读研究生，学习昆曲。"

大伯迅速回复："快打电话过来，或者跟你哥哥去电话，说你约他吃饭，他在到处找你！"可是没有等来电话，打过去也不接。

下午1点半，儿子来电话："爸，放心，看见弟弟了！我现在和叔婶儿在一起，他说个地方，我们就追赶过去，等我们到了，他又换个地方，已经换3个地方了，这下好，看见他了，这是个云南菜馆。"

大伯高兴异常："太好了！你叔婶儿是否露面你们商量一下，先稳住他的情绪，如果能做通他的工作住院最好，或者能主动吃药也行。"

过了一会儿，儿子发来微信："好的！我一个人见他，已经在一起了，他稍微有点激动，但完全可控。"

下午3点侄子发来短信："大伯，我现在和哥哥在一起吃饭！"

大伯回复："太好了！"又给儿子发微信："饭后你去上班，可让他回去休息，他有钥匙，我已让你叔婶儿回宾馆去了。"

下午6点40分，儿子发来微信："爸，下午我一直在陪弟弟聊天，整体状态是这样的：1.他抵触吃药，自述之前吃药渐渐好转，医生和叔叔商量后建议在此基础上加大剂量，他很抵触，后来叔婶儿想办法骗他吃，他都知道，也因此更加抵触。2.他不承认双相诊断。3.他抵触家人介入，并且不喜欢我们找他的行为。4.情绪不稳定，谈话期间涉及就医和父母等问题时会短暂情绪失控。5.在宿舍被同学们孤立，有不好的体验，说到这段记忆，也会反应激烈。"

大伯回复："好的，我看主要还是心理上的疾病，你妈说你大姨有个心理专家朋友，不过没在北京，下一步如何帮弟弟，我们和你叔婶儿也再商量商量，心平气和地和你弟弟沟通沟通，争取逐步把他救治过来。"

当晚回到家里，大伯与侄子见面时，装着什么事情也没有发生一样，问侄子："听你哥哥说你买了明天回家的动车票？也太急了吧！"

侄子说："您是不知道，师姐说在学校等着我讨论戏剧本子呢！我得尽快回学校去。"

大伯把侄子安顿好后，又去宾馆找弟弟夫妇商量对策，覃全早已在宾馆门口等着大哥，一起进了房间，看见弟媳正在流泪，大伯安慰道："孩子有病不假，但程度较轻，每天自己出去了还能找回来，只是记性太差，按时吃药就会好的。"

覃全说："最大的问题是他拒绝吃药，我们什么办法都试过了，但他不听，连见都不愿见我们。"

正在他们谈话时，侄子发来微信："大伯，我是2005年11月11日出生的，那么请问我的农历18岁生日应该怎么算，是公元2023年的几月几号呢？多谢您！祝您晚安！"

大伯把手机递过去让弟弟看，覃全和妻子研究半天，也不知道儿子的用意。大伯说侄子明天下午两点的动车，问覃全他们怎样安排。覃全说待儿子上动车后，他们乘飞机回去，好赶在儿子前面抵达，到时安排人去接站。

大伯回家便睡了，深夜手机振动，拿起来一看，还只有凌晨3点，是侄子发来了一条微信，介绍北大一位哲学系教授，说他想考这位教授的研究生，大伯没有回复。

4点时，大伯和妻子发现侄子早已出门了，打电话不接，就发了一条微信："上午我们上班，中午你哥哥送你去火车站。"没见回复，随即将情况告知弟弟覃全。

6点半时，大伯再发微信："早上好！你带钥匙没有？我们要上班去了。"

过了一会儿，回信了："带了钥匙。"然后发一动态图，上有"早安打工人"几个字。

6点50分，大伯发一微信："你要坐动车回家，我们上班忙不能送你，你哥哥代我们送。快过年了，我们提前送你一个红包，祝你兔年快乐，一路平安！"然后微信转账两千元。

过了一会儿，侄子回复："我已经成年了，好像不好意思收压岁钱啦！"

大伯："长辈给的可以收！"

侄子这才收了红包，然后发一微信："谢谢大伯！提前祝您全家新年平安喜乐！"

10点半时，大伯发一微信："卫生间洗衣机上的吹风机是你的吧？若是，记得带上，到时把门钥匙给你哥哥。"不见回复。

下午2点半，侄子已上动车，回复："吹风机不是我的，钥匙已交给哥哥。"

下午3点半，覃全夫妇登上飞机，并告大哥已请儿子的同学晚上接站，同学已发微信给儿子。

大伯给侄子发一微信："你同学晚上10点去火车站接你。"

下午4点，侄子回复："我10点还没到站，有师姐接我，请您放心！"然后连发3张大花猫的图片。

晚上8点，覃全跟哥哥打电话说："我们已经到家了，现在儿子的同学跟他联系他已经不回复了！电话也不接！他说师姐接站，我让他同学问了他师姐，根本没有这回事！"

大伯感到事态严重，立即给侄子发一微信："快到了吧？我送你的充电器你没有带走呀！"

没有回复，大伯再发微信，却需验证才行了，便问："怎么要发验证才能发微信了？"之后立即打电话给弟弟，覃全说他们都被拉黑了，同学还能发，但没有回复。

覃全夫妇焦虑无比，只知道是哪列动车和到站时间，但联系不上本人，根本无法接站，即使他自己出站，现在这个病情，他又会去哪儿呢？覃全与大哥通了无数次电话，也没有想到好的对策，大哥担心弟弟弟媳的心理负担太重，发来一条微信："你俩一定要平静，不能急，侄子不会出事的，回去以后，你们稳妥帮助他恢复过来。在他身体方面，要根据大夫意见治疗'双相'。在心理方面，他师姐是他的一个心结，没有解开，他在我们书架上选了好几本书带走，全是关于佛教的，他买的上万元的书，都是他师姐喜欢或平时谈起过的，这个结还得请他师姐配合解开，现在看来，他这次来主动要求治病，目的是要得到专家的证明，证明他不是'双相'，他说师姐说他不是'双相'才能一起往前走，因他在病中，师姐是清醒的，估计师姐是为治好他的病才这样说，他却当真了，把虚幻与现实混在一起了，这个结，还是请他师姐和他信任的同学配合着打开，打开后，身体上的病也就好治了，他就会主动配合。你们大嫂和他哥哥嫂子这几天都在寻找治疗方法，我最怕你们不冷静，不配合大夫，不要担心，共同努力，一定能让他走出困境，回到正常。你们的大嫂说有一部电影叫《美丽心灵》，你们抽空看一看。"

覃全夫妇看完大哥的微信，抱头痛哭。覃全突然想起儿子上次住院前的情形，先是在微信中把所有亲友拉黑，然后时不时地跑出学校，谁也找不到他，但半天左右他又会突然冒出来。有一次，儿子过了一天还不回学校，老师同学都急了，就把覃全夫妇叫到学校一起想办法，最后儿子那位师姐说："我来试试！"就发了一条微信，问他什么时候回学校？意想不到的是他很快回复："你在哪里？我马上回！"

覃全已经没有别的办法了，只好像大哥叮嘱的那样，再次请求儿子的师姐帮忙，就打电话过去说明情况，这位女大学生为人心地善良，没有多说，就跟他儿子发短信询问动车什么时候到站，她和同学去接站。奇迹发生了，她立即收到回复："谢谢师姐，你也来接我吗？太好了！我10点半到站！"

覃全夫妇看到这样的结果，不知道是哭还是笑，难受极了，他们做好了长期"作战"的准备，发誓把全部的爱凝聚在儿子身上，让儿子进最好的医院，为儿子请最高明的医生，努力让儿子尽快走出阴霾，恢复常态，过上健康幸福的生活。

从这个案例中，我们得出这样的结论：家和万事兴。家庭关系处理不好，子女的心理出问题，会给干部的工作、生活带来许多矛盾和困扰，也很难把事业搞好。

6.着力维护社会关系

在人际关系中，几乎人人都会遇到同学关系，这种关系与工作关系、家庭关系、亲子关系有许多不一样的地方，有的时候有交集，比如有不少人与同学结婚成家，这就和家庭关系有了交集；有的同学分在同一个单位上班，这就和工作关系有了重合。一个人的求学经历中，每个阶段都有自己的同学，小学、中学、大学、研究生等阶段，总会有几位要好的同学。在各级干部中，如何处理好与同学的关系也是一门艺术，弄好了，对事业发展有利；相反，处理不好，就会出问题，有的甚至走向邪路。

在上学期间，同学之间一般没有利益冲突，各自的目标很明确，那就是掌握更多有用的知识，将来更好地为祖国和人民服务。这时，相互之间的关系多是一种无瑕的友谊，尽管也有一些矛盾或者竞争，但和进入社会以后相比，毕竟单纯得多。同学之间建立的友谊，往往更加牢固，这个时候，心智日益成熟，世界观也趋于稳定，有着共同价值取向的同学容易走到一起。让我们来看一下某省司法厅副厅长马安定案例。

马安定是某省司法厅副厅长，他与当地一家实力雄厚的民营企业家张一周是大学同班同学，法律专业，在学校时同住一个宿舍，专业成绩都非常优秀。本科毕业以后，马安定继续上本系本专业的硕士研究生，张一周到一家律师事务所当律师，因为都在省会城市，两人一有空就聚在一起，特别是外地同学来了，首先与张一周联系，张一周立即张罗聚会，马安定只要不出差，肯定不缺席。

后来，张一周不当律师了，开始创业，在郊区办了一家工厂，生产一种房屋装修涂料，很快发展起来了，效益很好。每次大学同学聚会，包括每逢入学或毕业5年一小聚，10年一大聚，即使其他同学强烈要求实行AA制，他都不干，全部由他买单。他说他生产的涂料是一种高科技产品，使用安全，绿色环保，无味无污染，目前已有多个连锁店了。马安定多次到他厂里参观过，觉得张一周是个实干家，很为同学骄傲。

随着事业的发展，张一周不免与其他商家产生纠纷，好几个案子都要上法院打官司，他知道马安定和当地法院的领导很熟，关系也不错，让老同学打个招呼很容易，但他从来没有开过口，都是他自己亲自出马，或者利用当年做律师时的人脉来"摆平"事情。

马安定也一样，从来没有因为自己的私事求过老同学，特别是中央加大反腐力度之后，他更是处处小心，生怕踩了红线。

　　从这个案例不难看出：我国是一个熟人社会，没有人不重视人际关系的搭建和相互沟通，对于各级干部而言，无论什么样的人际关系，处理好了，对个人的身心健康都是有帮助的，对党和国家的事业发展也是有利的，值得用一辈子时间去用心用情经营。相反，利用人际关系做坏事，做缺德事，损人利己，违法乱纪，那就践踏和亵渎了这种关系，不仅令自己遗憾后悔，甚至身陷囹圄，对党和人民的事业也会造成重大损失。

第六章

干部的角色适应

　　说到"角色"这个词，爱看京剧的人必定眼前一亮，演员在现实中和普通人一样，但进了剧中就完全不同了，一旦扮演了相应的角色，生、旦、净、末、丑，各有各的扮相，从步态、手势，到说唱、表情等，都要根据情节发展的需要去精心演绎。不仅在京剧等戏曲中，在小说、话剧或电影中，作家或艺术家塑造的人物及其行为模式，都可称为角色。

　　在现实生活中，人人都要承担或扮演自己的角色。在家里，你是长辈或孩子；在单位，你是同事、领导或下属；在社会上，你是同学、老乡、战友等等，不同的场景，呈现不同的角色。

　　人有自然属性和社会属性之分，角色也一样，人在家里更多扮演的是自然属性的角色，简称自然角色；在单位或社会上更多扮演的是社会属性的角色，简称社会角色。社会角色是个人在社会关系位置上的行为模式，规定一个人活动的特定范围和与人的地位相适应的权利义务与行为规范，是社会对一个处于特定地位的人的行为期待。

　　各级干部属于社会角色，是人民的公仆，一言一行，都要符合党和国家公职人员的要求，不辜负党和人民的期待。这就需要对自己的角色有一个正确的认知和定位，从而指导自己的言行。

1.角色塑造现状

社会角色是社会地位的外在表现，是社会期望的行为模式，是构成社会群体或社会组织的社会细胞。角色扮演过程是个体根据自身的思想道德水平、知识文化素养、人生观、价值观等，把社会或他人的期待转化成自己对角色的认识和理解并不断调整、塑造的行为过程。

角色扮演要经过三个阶段，即角色期望、角色学习和角色实践。角色期望就是社会或他人对某一角色的期望和要求。各级干部的角色期待，表现为一定的社会心理倾向，即社会公众对干部及其角色行为的评价、情感和行为反应方式。这种期待对干部的行为具有一定的约束作用，是一种非强制性的影响，要取得好的期待效果，各级干部必须理解和接受期待，正确了解自己所应采取的行为模式，并将此内化为个人的观念或意识，从而指导或引导自己的言行。只有持积极的态度，采取符合角色期待的行为方式，人们才会对其给予肯定评价。

角色学习是角色扮演或角色实践的基础和前提，它包括角色领悟和角色技能学习。角色领悟是角色扮演者对其角色规范和角色要求的认识和理解，角色期待是一种社会观念，是一种外在力量，角色领悟则是一种个人观念，是角色扮演的内在力量，角色领悟包括人们对角色地位、角色义务、角色行为和角色形象的领悟。谁能履行好自己的角色义务，谁就是合格的扮演者。任何角色都是按照不同的行为模式去行动的，角色领悟除了形成角色观念外，还包括学习角色技能，即学习顺利完成角色扮演任务、履行角色义务和权利、塑造良好角色形象所必备的知识、智慧、能力和经验等。

角色实践是角色期待和角色领悟的发展，是角色扮演的实际过程或活动，是个体按照其特定地位和所处的情境实际表现出来的行为，它往往受角色期待和角色技能的影响。重点包括角色的把握性，即是否能迅速判断形势并进入角色情境，按照角色规范的要求去采取相应行动。

角色实践中的人格、风格、思维敏捷度、对突发事件的应变能力等，都需要引起重视。如何处理好人际关系？如何与他人沟通？口头表达能力如何？有没有亲和力？是否注意衣着仪表？言谈举止是否符合角色要求？等等，这些都是角色实践中应该注意的问题。

2. 角色转换带来的角色适应问题

　　关于角色转换可能带来的角色适应问题，让我们分享一下某国家部委副巡视员耿源的案例：

　　2014年9月，某国家部委选派干部援助西部某省工作，副巡视员耿源被选中，担任省政府办公厅副主任，由于仍然在同一系统任职，业务性质和内容变化不大，这个角色转换没有给他带来多大压力，他很快就打开了工作局面。

　　但他在家庭中，起着"顶梁柱"的作用，妻子在一所大学当老师，儿子正在上高中，知道他要挂职以后，原来和他们住在一起的老母亲和岳父母主动提出回老家，没有办法，他不在，再也无法照顾家庭，妻子一个人照顾不过来，只好把老人送回老家，他感到对不起老人，工作角色与家庭角色产生了冲突，他心里十分难受。所谓"忠孝不能两全"，他是真真切切地体会到了。

　　耿源是一个有家国情怀的人，干起工作来不讲条件，在北京是这样，到了省里，一样兢兢业业。上班没几天，就听说省政府机关每年都要选派干部到边远地区驻村开展扶贫工作，为全省打赢脱贫攻坚战做表率。

起初，他觉得这项工作和他关系不大，加上省党委组织部也没有对挂职干部提出驻村扶贫的要求，他就没太往心里去，但在省政府工作一年多以后，心理起变化了，他分管办公厅两个部门，一个秘书处，一个会务处，都有同事驻在村里，他们回机关时，也到他办公室坐坐，和他们深聊后，觉得村里与机关比起来，环境变了，接触的人不一样了，工作内容也迥然不同，虽然辛苦，但经常可以遇见新鲜事儿，他竟然有些羡慕了，不知不觉生出了驻村扶贫的想法。

按驻村同事的描述，村里极有特色，所有村民都是某少数民族，无论生产方式，还是饮食起居、民俗风情等等，和他家乡南方山区相比，差别之大超乎想象。参加工作以后，他一直对民族研究感兴趣，选修过民族学专业研究生课程，也接触过大量相关案例。他对社会学也有兴趣，看过费孝通先生的多部著作，费孝通先生总是努力把学术成果转化运用到社会实践中去，令他由衷敬佩！他曾想报考社会学博士生，后因担心英语成绩过不了关而作罢，至今仍觉遗憾。虽失去了继续深造的机会，但他如饥似渴地读了不少民族学、社会学、民俗学方面的书籍，也结合实际思考了许多问题，一直期盼有一个典型的现实标本供他解剖分析，检验他掌握的那些理论、观点、方法是否适用，驻村真是一个不错的选择！

　　这些驻村理由比较"高大上"，平时说不出口，但他写在当年的日记里了，还有一个原因，那就是他对文学的痴迷，多年来，有什么奇思妙想他都要记在日记里，但在机关里忙忙碌碌，今天和明天看不出两样，时间久了趋于平淡，自然写不出什么像样的东西来。如果到了村子里，那就不一样了，生活环境变了，工作时接触的人不再是机关干部，写作就可花样翻新，他期待！

　　诸多原因综合起来，最后推动着他在省政府领导发出驻村号召时，毅然决然、毫不犹豫地报了名。省政府党组非常慎重，及时向省党委组织部做了报告。那些天，他盼着驻村申请能够获准。

　　2015年11月底的一天，他从住地赶往省人民会堂，这天上午，省政府将在人民会堂召开全省扶贫工作会议，作为办公厅副主任，他与两个处的同志一起负责会务工作，显得十分忙碌。

　　省人民会堂是当地的标志性建筑，兼具地方、民族、现代色彩，2015年10月1日，是新中国成立66周年，为迎接这一喜庆的日子，人民会堂已被整修一新，走进一楼大厅，抬头望去，整面墙是一幅大理石壁画，夺人眼球，魅力四射。

　　他正驻足观看壁画，办公厅主任迎面走来，主任身材高大，脸部轮廓分明，一双眼睛炯炯有神，在他面前站住后，微笑着说："耿主任，你申请参加驻村扶贫的事，省政府党组研究后同意了，又向省委组织部做了报告，他们研究后也同意了！"

"太好了！我还担心不被批准呢！"耿源的高兴之情溢于言表。

"是啊！你是从北京来的，都担心安全出问题。"他挥动右手，热情地说，"甭怕，有我呢！这次我也下去，我提出我们俩到一个工作队，领导们都同意了。"

"真没想到！太好了！谢谢您！"他喜出望外。

办公厅主任告诉他这次省政府将派出8个工作队前往某县参加驻村工作，其中7个属扶贫工作队，分到7个村里；另1个属综合治理工作队，在乡政府办公。主任说："你要跟我一起到乡里，我们驻乡政府，门前有条小河，河里有玉石，捡玉石的人非常多。"

办公厅主任描述着，画面感极强，令人神往。主任让他别担心，主任自己是当地少数民族人，熟悉语言，极易和村民打交道，由主任当队长，他当副队长，还有几位同事，很快就能熟悉工作。他对当地人生地不熟，语言又不通，能与主任到一个工作队，心里踏实。主任说出发前还要做一系列准备工作，他们是省政府派出的第三批工作队，第二批还在村里，待明年初第二批回来后他们再出发。

扶贫工作会议期间，他一边做会议服务工作，一边跟分管的两个处的同志打"预防针"，告诉他们他的驻村申请已获批准，到时由其他同志分管他们，两位处长请他放心，表示一定会配合好新领导。同志们问他去哪个村，他说主任已告诉了，将与主任一起，到综合治理工作队，他们都为他高兴，说人人知道综合治理工作队的任务重，压力大，但能与主任在一起，最主要的，是安全上有保障。听了他们的话，他心里更加踏实了。

省政府机关办公楼就在人民会堂旁边，会堂坐西朝东，办公楼坐南朝北，出会堂左转百十来步路就是办公楼大门，每次召开全省工作会议，全体会议结束后，他都要先回一趟办公室，把会议材料放好后再到餐厅吃饭。他的办公室在7楼，这次扶贫会第二天中午，他从7楼乘电梯下1楼，出电梯时看见他的司机站在那里等着他，他在北京每天坐地铁上班，挂职以后，省里为他配备了专车，起初，他对这一角色转换也不太习惯，因为在北京部级干部才有专车。

司机个子不高，皮肤黝黑，一双眼睛骨碌碌直转，显得十分精明，他问有事吗？司机神秘地对他说："我已经知道省领导同意你驻村扶贫的事了。"

他问司机怎么知道的，司机说车队正在为下一批驻村工作队选派司机，因为他和办公厅主任在同一个工作队，由主任的司机和他们一起下去，司机有些遗憾，说去年就想去驻村，但没有去成，今年见他报了名，有了盼头，以为能随他驻村的，但现在看来没戏了。

机关不少人知道耿源要与主任一起驻村了，见面和他打招呼的人越来越多，特别是第一批驻过村的，少不了与他叮嘱几句，介绍当地情况，教他工作方法。

变化总比计划快，只过了两天，也就是主任告诉他驻村消息的第3天，刚吃过午饭，他正与两位同事在机关旁边的公园散步时，接到了主任的电话，请他到办公室去一趟，有急事找他，他跟同事道别后往机关小跑，匆匆来到主任办公室，主任开着门，见他来了，请他坐下后说："驻村的事，遇到难题了。"

耿源问怎么了，主任说这次机关共派出8个工作队，本来各队队长都已经确定了，但现在省政府督察室的李副主任家里出了事，爱人病重，卧床不起，虽本人仍强烈要求驻村，但党组研究后没有同意，决定从现拟驻村人员中挑选一位队长，研究了一下名单，建议请耿源挑起重担，接替李副主任担任一个村的工作队队长，现在征求他的意见。

耿源说："主任，我本来想和您一起的，现在有这么一个情况，既然组织上信任我，我没有问题，愿意承担起这个任务。"

主任也为他俩不能在同一个工作队里感到遗憾，但看到耿源愿意接替李副主任担任队长，脸上露出了满意的表情。主任从桌上的一沓文件里抽出一张A4纸，对着纸面说："7个村，分别是6、7、8、9、13、14、15村，原来安排李副主任驻6村，现在你要带队到6村去。"

主任告诉他6村和其他几个村比起来，情况要复杂一些，有安全隐患，本来向主管办公厅的副省长请示过，想把他换到一个安全些的村里去，但现在其他村的队长和队员都大体定下来了，有点不好办。主任把那张纸递给他，他一看，6村工作队队长是李副主任，7村是办公厅行政处处长，8村是机关党委副书记，9村是机关纪委书记，13村是另一位办公厅副主任，14村是办公厅老干部处处长，15村是培训中心主任。

省政府秘书长为人正直豪爽，非常热情，有一天，他拿了几瓶当地产的好酒，自掏腰包，约几位将要驻村的工作队队长吃饭，提前为他们饯行。秘书长点了满满一桌菜，笑着说："驻村以后，想吃点好菜就没地儿找了！"

大家一边吃喝，一边说笑。酒过三巡，秘书长环视全桌一周后说："这次除办公厅主任带队驻乡政府外，你们都要驻到村里。"他环视一周，"你们都对本地熟悉，下去以后，主要是要多帮帮小耿，他从北京来，人生地不熟的，村子里什么情况都可能出现，一定要帮助他。"

耿源连连说："谢谢秘书长！谢谢大家！"坐他旁边的另一位办公厅副主任问他去哪个村，他回答说6村，满桌人大惊，大家说那个村太复杂了，最好换一个，他说都这么说，但目前对他来说，去哪个村都差不多，都是未知数。

大家便笑，秘书长严肃地说："不开玩笑，小耿到6村不合适，出问题了我们担当不起。"又环视一周，询问道："哪位跟小耿换一换？"

话音刚落，"我嘛！"一个粗犷洪亮的陕西口音传了过来，这位是培训中心主任，用手掌在耿源面前一挥，说："没事儿！我那个15村比较安全。"

秘书长高兴地笑了，说："那就这么定了！你俩交换一下！"

耿源感激不已，端起酒杯，走到秘书长面前，恭恭敬敬地敬了一杯，又走到培训中心主任面前，举杯敬酒时，他说："多谢你！驻村以后，我们多商量，有大家帮我，没有克服不了的困难。"在热烈的笑声中，他又一一敬了在座的每一个人，请他们多多关照。

这个案例来源于工作和生活实际，让我们随着故事的发展身临其境，看到一位干部角色的塑造过程。

3.学会与不同角色打交道

作为基层干部如何学会与不同角色打交道呢？我们继续看耿源的这个案例。

从省政府办公厅副主任到驻村工作队队长，这对耿源而言，是又一次角色转换，他下决心一定要完成好这一转换，做到无缝对接。

他将担任驻15村扶贫工作队队长的消息就像长了翅膀一样很快传遍机关，司机尤其高兴，他跑到机关车队队长那里主动请战，强烈要求随耿源驻村，车队队长打电话问耿源同不同意，他满口答应下来。

耿源从机关扶贫办公室得知，包括司机在内，驻15村的共7人，另外5位同事也陆续找他报到。最先到他办公室报到的是办公厅保卫处处长，原是新闻处处长，与他办公室相邻，是机关里与他来往较多的人，当保卫处处长后，从7楼搬到1楼去了，这次驻村，将担任工作队副队长，进门时，仍和以前一样，呵呵地笑。

进门靠墙有一个小茶几，一边一把木椅，保卫处长在靠门一侧的椅子上坐下后说："耿主任，我们一起驻村，真没想到！我太高兴了！"

耿源从办公桌前的沙发椅上站起来，走到茶几前打开上面一个搪瓷杯盖子，从茶几底下掏出暖瓶，拎开盖子往杯子里倒水，望着保卫处处长说："你对当地熟悉，也曾驻过村，下去以后，好多地方都得靠你！"把水杯推到他面前，盖上盖子，"来！喝点水！"

保卫处处长热情洋溢、满脸放光，端起茶杯吹了吹水面上的茶叶，"有我在，你放心！"放下杯子，挥了挥手，"在我们省，哪里都有我的朋友，没有搞不定的事！"显然，这是夸大了自己角色的作用，没有做好角色定位。

耿源在茶几旁坐下，笑着说："我申请驻村以后，先是担心不被批准，批准以后，又担心村里的工作如何开展？现在好了，有你在，我们一起干，心里踏实多了。"

"可不是嘛！"处长露出得意的表情，喝了一小口茶后问他："你对我们这个工作队的人熟悉吗？"

耿源说："除了你和司机，其他人都不熟。"

"我们俩是你的主要依靠对象！"保卫处处长笑得十分开心，"其他4位，我跟你简单介绍一下，小马、小杨两位女同事，都是督察室的主任科员，我认识，但打交道不多。老吉是财务处的副处级干部，小米是信息中心的科级干部，我都认识，工作上打过交道。"

保卫处处长对机关情况熟悉，话多，水平也不低，耿源想了解谁，一问，保卫处处长三言两语就把这人的形象勾勒出来了，活灵活现。

谈了一会儿别人，保卫处处长逐渐把话题收回，谈起自己的事情来，他说："耿主任，你也知道，我儿子在北京上大学，驻村以后，每年有4次休假机会，我想两次回家，两次去北京探望儿子。"

平时聊天，保卫处处长常说起儿子，是全家人的骄傲，耿源回北京休假时帮忙带过衣服，学习成绩好，长得也帅。

耿源听了保卫处处长的话后有点不高兴，就说："你也真够超前的，我们还没到村里去，你就想到怎么休假了。"

保卫处处长呵呵笑着说："到了村里，偏僻得很，谁待在那里谁想家，到时你也一样。"

耿源说："你从村里回家休假没问题，但要到北京看儿子，估计不妥。"

保卫处处长说："我已经向财务处打听过了，这种情况可以特殊处理，先从村里回家，再去北京，从北京返回村里时也从家里中转，家里和北京之间那段路费自己解决就可以了。"

耿源笑着说："你这账算得也太清楚了。"

保卫处处长也笑了，说："我那点工资，不算哪行呀！"

说笑间，有人敲门，"请进！"耿源说了一声，立即与保卫处处长起身，有人推开门，一看是一位女同事，中等个儿，圆圆的脸，穿蓝色羽绒服。耿源走过去把门彻底拉开，只见她后面还站着一个人，个子比她高出半头，心形脸，穿粉红色羽绒服。

耿源请两位女同事进门后，保卫处处长大声说："好啊！你们也到耿主任这儿报到来了！"然后指着高个子女同事说，"耿主任，这位是小马。"又指着另一位同事说，"这位是小杨。"

耿源请他们在茶几两侧落座，又请保卫处处长坐他的办公椅，保卫处处长说："我就不坐了，你们聊。"寒暄几句，然后告辞。

耿源走过去想跟她俩倒开水，被小马阻止了，她一个劲儿地摆手："不用！不用！我们不喝水，来报个到。"

耿源把办公椅转向她们坐下，他已看过简历，小马是70后，小杨是80后，这两人都是硕士研究生毕业、业务骨干，由督察室李副主任分管。他说："我看过你们简历了，对你们只有字面上的了解，现在见了真人。"

她们高兴地笑了，小马说："我们都知道北京来了个援省干部，但不分管我们，所以没机会向你汇报。"

小杨接着说："听你分管部门的同事说，你一点架子都没有，在你领导下工作特别愉快，真幸运能有机会与你一起驻村。"

耿源笑着说："不是你们李主任因她爱人病了去不了，我也没机会和你们一起呢！"

她们告诉他，听驻过15村的同事说，通过近两年的帮扶，村里的变化很大，他听后很高兴，心里也增添了做好工作的信心。说起驻村工作队的住宿条件时，小杨介绍说："在村委会院子里，省里给每个工作队盖了一栋两层楼的周转房，上下各4间，听说条件还不错。"

耿源说："听第一批驻我们村的工作队同事说过，他们刚去时住在村委会的活动平房里，屋顶漏雨，大门漏风，没室内厕所，晚上上厕所得有人打着手电陪着。"

小马说："现在条件好多了，听说每个房间里都有卫生间，有公用厨房和餐厅，餐厅还可以当会议室用。"

小杨说："村里还没脱贫，我的朋友多，到时给村里拉点赞助。"

耿源肯定地说："那太好了！去村里，我们也要像前两批工作队一样，为村里做些好事。"

他们又交谈了一会儿，临走时，小马欲言又止，耿源试探地问："有什么事吗？"

她腼腆地说："耿主任，真不好意思，多年来，我有个失眠的毛病，常常下半夜才能睡着，如果听到一点动静又会醒过来，再也不能入眠，想来想去，还是提前向你报告，希望分住房时给予考虑。"因为家里也有失眠症患者，耿源很理解，他同情地说："我知道，失眠挺让人难受的！你放心，我一定考虑。"

她客气地谢他，小杨说："耿主任真爽快！"两人愉快地告辞而去。

小米是信息中心的业务骨干，当地少数民族干部，80后，大学学的计算机专业，可以说是电脑高手，个子高，体型适中，长条脸，待人热情，机关里谁的电脑出了毛病都爱找小米帮忙，耿源刚到机关的时候，小米就去过办公室，帮他检查网络线路是否顺畅，听说要一起驻村后，专程来找耿源聊天，说到村里以后，可以当他的少数民族语言翻译，但自己的文字水平较低，如果拿一篇汉语文稿让他翻译的话，他用嘴说出来可以，但写不出文字来，这方面，小米说老吉可以。耿源让小米把老吉叫过来，小米掏出手机打电话，立即告知对方。

过了一会儿，老吉来了，他中等身材，圆脸，穿土黄色羽绒服，主动与耿源握手，连说"幸会幸会！"耿源请他俩在茶几两侧的椅子上落座后，转身从书柜里拿出两个一次性纸杯放在茶几上，正欲倒开水，老吉一把抓住他的右胳膊说："耿主任，别倒水了，驻村以后我们天天在一起，不用客气！"

耿源说："小米来过我这里，你是第一次来，应该请你喝点水。"

他俩都笑了，小米说："耿主任，真不用，我了解老吉，他很随和的。"耿源知道老吉和他一样，都是60后，比他大3岁，显得比较沉稳，他在财务处工作，汉语、少数民族语都不错，尤其是对于少数民族语，不仅能说，也能写，是个很好的翻译。

耿源诚恳地说："驻村以后，我的语言不通，可得依靠你们俩了！"

老吉很兴奋，脸上放光，非常自信地说："这你一万个放心，你说什么，跟你翻什么，一字不漏，一句不差！"

小米也笑着说："耿主任，你就放心吧！有我们在，你的话，我们让村民听懂，村民的话，我们让你明白，绝对不会误事。"他们了解村里的不少情况，又向他做了一些介绍，让他增添了做好工作的自信。

为了担当好自己的角色，耿源面对新的环境、不同角色，没有畏惧，而是逐步适应，大胆前行。

4.为担当角色学习充电

对于驻村干部而言，如何提高工作胜任力，答案之一是要为担当角色学习充电，耿源的案例就说明了这一点。

对于不是当地少数民族的人来说，开展驻村工作最大的障碍就是语言不通。为此，省扶贫办公室统一做了安排，在驻村以前，所有不会讲少数民族语的干部都要集中半个月时间学习，学会简单对话，便于和村民交流。

12月初的一天，大雪纷飞，早晨8点，司机到驻地接耿源，去省师范大学接受少数民族语言培训，办公厅人事处处长住在他隔壁大院里，头晚跟他说好，要搭乘他的汽车到机关上班，7点之前就到他这个大院门口等着了，他走过去，见人事处处长头上、身上落满了雪花，人事处处长说："这么大的雪，路上打滑，你司机的车可能一时还到不了。"

耿源也担心，对人事处处长说："我们9点开始少语培训，但愿第一次别迟到。"

人事处处长说："还有两个小时，问题不大。"人事处处长兼任机关扶贫办公室副主任，对相关工作十分熟悉，告诉他："除了语言培训外，之后还要集中一个星期进行驻村业务培训，队长和队员分开进行，你们8个工作队长和省里其他机关的队长一起培训，今天都得去师大。"

耿源问少数民族语言学起来难吗？人事处处长说："突击一下掌握几句简单的会话问题不大，往深里学还是挺难的。"

他们一边聊着，一边看着从面前经过的汽车，好不容易等来了车，司机在他们面前停下，打开车窗，招呼他们上车，他们钻进车里，一起坐到后座，互相拍打身上的雪花。

司机说："没想到雪越下越大，路上堵得一塌糊涂。"

耿源说："你别着急，慢点开，先把处长送到单位再送我去师大。"

人事处处长说："你上课要紧，先送你！"

司机说："还是先送耿主任吧！之后我和处长一起去单位。"

人事处处长说："这样好！我搭你们的车，哪有先送我的道理。"

他们一边说笑，汽车一边缓慢地向前行驶。车行高架桥上时，遇到一个上坡，汽车轮子埋进雪里，司机开足油门，试了三次也未能前行，这时，跟在他们后面的汽车停下来，走下两个高个子少数民族男人站在他们车尾帮助推动汽车，试了两下仍然不行，当对方看见耿源和人事处处长还坐在车里时，猛敲窗玻璃，十分生气："唉！唉！你们两个大男人真好意思！我们帮你们推车，你们还在里面坐着！"

他们羞愧不已，迅速跳下汽车，和对方一起猛力推动汽车。与此同时，司机加大油门，汽车终于爬上了坡。他们仍站在路旁，问两位少数民族朋友是否需要他们帮忙推车，对方说先试试再说，其中一位钻进车内，坐在驾驶员位置踩下油门，猛地加油，汽车毫不费力地爬上了坡，另一位也钻进车里坐在副驾驶位置，和他们招手告别，他们快跑几步，钻进车内，继续前行。

汽车进了师范大学院内，在进入教室之前又遇到一道上坡，数十位大学生早已等候在坡底，耿源和人事处处长下车后，未等他们靠近汽车，这些大学生三面围车，齐声高喊"走哇！"汽车已被他们推上坡顶，进入平地，他和人事处处长大声感谢大学生，大学生连连摆手，说："不用谢！我们应该做的！"

司机也伸出头来感谢这些大学生，并请他俩上车。汽车开到教室门前，耿源下了车，司机说："今天的雪太大了，路上开了一个多小时，幸好没耽误上课。耿主任，你下午下课前早点跟我发信息，打点提前量，我来接你。"

耿源说："好！你们去机关，路上一定要小心！"他俩说没事儿，招手道别。

耿源走进教室，门口站着一位年轻的少数民族姑娘，她热情地招呼大家入座。

"耿主任，快过来，你们两个换村的人坐一桌。"办公厅副主任坐在最后一排，指着前排培训中心主任的后脑勺说，培训中心主任抬头挥手，示意耿源坐自己旁边。

耿源快步走过去坐下后，环顾四周，省政府机关的其他同事都已到位。那位少数民族姑娘告诉大家她叫马伊莉，是师范大学刚留校的老师，被抽调来教他们日常对话，还有一位尼老师是从财经大学抽调来的教授，教他们语法，她说他们属三班，她是班主任，由省政府、住建厅、交通厅、地震局等9个单位的30位工作队队长组成。

马老师很有经验，第一件事情是让大家做自我介绍，当地同志很热情，无论男女，说话声音很大，听起来舒服极了，有一位说到兴奋处，还唱了一首歌，大家热烈鼓掌，掀起了阵阵高潮。

之后，马老师让每五个人分成一个小组，每组发一张硬板白纸，一支美术笔，请大家围绕驻村工作画一幅画，提一句口号，耿源这个小组的人商议后，决定画一匹奔马，提的口号是"马到成功"，最后每组派一位代表走向讲台介绍本组作品。

有意思的是，每用汉语介绍一句，马老师就翻译成少数民族语言，既让他们体会到各组的奇特创意，也自然而然地把大家带入了少数民族语语境。代表耿源他们小组上场作介绍的是住建厅的一个小伙子，他风风火火地走向讲台，热情地把他们五个人的简况和提出口号的理由向大家做了宣讲，全场掌声雷动，好不兴奋。马老师点评，充分肯定了他们小组的创意。

接着，紧张的学习开始了。耿源立即转换角色，和大家一样，像个小学生，按时上下课，从音标学起，一个字一个字拼读，然后组成词语，之后学习简单对话，难度不小。

耿源回想起了当初学习英语的日子，比较起来，对他而言，学习少数民族语言的难度还要大一些。同桌的培训中心主任在当地长大，掌握了不少当地语言，见他学起来吃力，就把一些学习方法传授给他，神秘地对他说："我的这几招儿，管用！你可不能告诉别人。"

耿源笑着说："一定保密！"

然后，培训中心主任把"农民""警察"等几个名词的少数民族语发音用汉语说出来，双手还比画着一些夸张动作，脸上露出了得意的笑，耿源也被逗笑了。还别说，用这种方式教耿源字词句，他一下子就记住了，但老师教的，当时虽死记硬背下来了，而且通过了考试，但过后都忘得差不多了。

少数民族语言培训班是在一场大型的文艺汇演中结束的，每个班精心准备了几个节目，一律用少数民族语言说话，三班演绎了一个工作队入村走访的场面，情节很简单，工作队队员入村，村民表示欢迎，然后与村民交谈。

有的人扮演工作队队长、副队长，有的人扮演工作队队员，耿源和培训中心主任扮演农民。为演出成功，在马老师带领下，大家做了很多准备，有位同学说要统一服装，至少都戴上少数民族帽子，这个提议得到赞同，演出前两天，有位同学就把全班的帽子带到教室来了，两个大塑料口袋，男女各15顶帽子，分耿源一个，有点小，培训中心主任说，不能太大，也不能正好，小一点是对的，耿源问为什么，他说稍稍悬在头顶才像少数民族，他把自己那顶戴上后，因头大帽子小，也是悬在头顶，且有些倾斜，一个标准的少数民族农民形象跃然眼前。耿源也戴上后，他便伸出大拇指大笑："真像！太好看了！"四周同学也凑过来，说这两个农民太像了。

全班30个人，马老师根据剧情为每个人分配了角色，因她发现耿源和培训中心主任说少数民族语言的积极性虽高，但发音不标准，加之长相酷似农民，就让他们扮演在马路边欢迎工作队进村的农民，台词不多，但表情要喜悦向上。

正式演出时，他俩最先登场，一高一矮、一胖一瘦、一前一后，刚从侧幕露出两个脑袋，台下便掌声雷动，再往前走，笑声一片，观众以为是说相声的。他俩站稳后，其他村民跟着走上场来，观众这才发现他俩也是村里的农民。接下来，村民形成两排欢迎队伍，迎接工作队的到来，他俩带头一声"欢迎"，拍起手来，欢迎队伍也跟着他们的声音和节奏说起话、拍起手来。

这时，带着少数民族风格的音乐响起，工作队热情洋溢地上台，他们有的背着行李，有的推着皮箱，从夹道中走过，至最中间时，一切音响和动作停了下来，工作队队长激动地说："能够到你们村工作，我们太高兴了！"因是少数民族语言，队长是个汉族干部，说得很慢、很艰难，观众便笑，他们也笑。

之后，便是工作队与村民之间的对话，他们集中学习半个月的少数民族语言词汇几乎都用上了，包括村里有多少人？男的多少？女的多少？学生多少？有外出打工的吗？村里有卫生室吗？你家有安居房了吗？等等。

工作队队长走到耿源旁边时问他："你现在的生活怎么样？"

耿源用少数民族语说："在驻村工作队帮助下，我们村变化太大了！现在的生活太好了！太好了！"全场立刻成了掌声笑声的海洋。

学习半个月当地少数民族语、拿到了结业证后，耿源又与单位其他工作队队长一起参加了省委举办的培训班，这个班上，省委组织部的负责同志详细介绍了近年来全省党政干部参加驻村扶贫的情况，每年将机关三分之一的干部派往村里工作，强调省委是下了大决心的，一定要把党中央的大政方针落到实处，让每一个村子都要摆脱贫困，富裕起来。省政府相关部门介绍了农村现状，上一批驻村工作队队长代表介绍了经验。通过这次培训，耿源对驻村工作有了更加感性的认识，增添了做好扶贫工作的信心。

为了担当好角色，遇到难题不能躲避、畏缩，而是要不断充实自己，掌握本领，从而完成组织上交付的任务。

5.快速适应自己的新角色

角色塑造，关键靠的是自己，要积极主动、雷厉风行，不能做"旁观者"，不要当"局外人"，要全身心地投入到工作和生活之中去。

2016年元旦前，耿源接到通知，将和省政府其他6位驻村工作队队长一道前往村里与上一批工作队队长交接工作。

他有些兴奋，之前他曾陪同一位省领导到驻村所属的地级市里调研过，一下飞机，进入眼帘的完全是一个陌生的环境，他陪领导走了不少地方，所到之处皆与内地迥异，那里的人，那里的物，在他眼里都带有一种神秘色彩，他很想更多地接触、了解，加上现在学了几句少数民族语言，多多少少可以与当地的少数民族群众交谈几句了。单位告诉他们，这次去村里要把驻村行李带过去，也有为本批次工作队"打前站"的意思。

他从北京到某省时，携带的是两个大行李箱，这次两个箱子要和他一起前往村里。他很快收拾好行李，让司机拉到单位与其他工作队队长的行李集中，由一辆面包车提前出发，直接拉到村里去。

元月2日，省政府机关的7位驻村工作队队长由驻乡工作队队长、办公厅主任带队，从省会所在地出发，乘飞机前往某地级市机场，全程一个半小时，抵达后，由于只带随身行李，不用提取行李，他们直接说说笑笑地走出机场，市长早已等候在出口处，热情地欢迎他们，引领他们上了一辆中巴车，笑着说："中午了，我们先去吃点东西。"

汽车在一家小餐馆前停了下来，市长说："这里的抓饭烤肉做得好，我们吃一点后上路。"

大家围着一个长条桌坐下来，市长与餐馆老板很熟，加上之前预订过，饭菜很快就上桌了，市长说："省政府机关已派两批干部来驻村扶贫了，你们是第三批，每一批都做了不少好事，现在村里变化很大。"

办公厅主任说："每次我们机关的人到这里，你们市政府同志都到机场接送，帮助我们做了不少工作，让我们很感动。"在座的工作队队长纷纷向市长表示感谢。

市长介绍说："这里的气候要比省会干燥一些，风沙也大，大家在村里遇到什么困难，一定要及时告诉我们，我们离得近些。"大家一边吃抓饭、嚼烤肉，一边听市长说话，时不时地点头回应。

办公厅主任指着耿源对市长说："他是从北京来的，这次也来驻村。"

市长说："我早从名单上看到了，能来我们这里驻村，真不容易！我要多去村里看你！"

耿源激动地说："谢谢市长！村里遇到什么难事儿，我一定找您！"

大家在说说笑笑中，很快就吃完了午餐。市长说要陪他们到村里，办公厅主任再三推辞，但没有拗过市长，只好让他一起前往。一路上，市长不停地向大家介绍情况，当汽车进入茫茫沙漠时，车内便安静下来，看见窗外的风沙，感觉已经吹进车里来了，不敢张嘴，过了许久，走出了沙漠，又开始有说话的声音，当灰尘已净，天空明朗时，大家的说话声此起彼伏，好不热闹。

从市里到县城，汽车走了约4个小时，路上虽无大的颠簸，但路程较远，加上风沙袭击，都有疲劳之感。

县招待所是当地最好的宾馆，当晚县委书记在这里请大家吃饭，他个子高，较清瘦，一副文化人形象，待人热情周到，他向大家仔细介绍了全县情况，强调这里是边境地区，经济不发达，希望他们在做好驻村扶贫工作的同时，务必注意安全。

从进县城开始，耿源就把这里与省会和地级市相比，明显感到差距不小，行人的服装与面部表情是一个特别直观的判断标准，县城街上几乎见不到鲜艳的服装，快乐的表情也没见几个，村里的情况又怎样呢？他不太乐观。

　　吃罢晚饭，市长和县委书记一起把他们送到乡政府，这段路程很近，不到半个小时的路程，乡党委书记、乡长在乡政府门口等着他们，下车后，一一介绍，握手，乡党委书记中等身材，脸庞红润，乡长个子较高，长脸，显黑，都很热情，说今天晚了，明天到各村去看望大家。

　　这个乡共有21个村，本来有少数民族村名，但不好记，乡里跟每个村编了号，耿源那个村的编号是第15村，全乡有7个村由省政府机关负责，各村上一任队长带着司机、小车来接他们，一会儿，乡政府操场上停满了车，有的刚从田间地头回来，满是泥土，当晚办公厅主任还要赶赴他所驻的乡政府，那是另外一个偏远乡，市长执意要送，他们一起把他俩送上车后，这才坐上各自村里来接的车。

　　15村工作队的车是辆桑塔纳，黑色，车顶落满了灰，耿源上车以后，上一任工作队队长在他左边与他并排落座，伸出手来微笑着对他说："早听说你要来，我们好好地交接！"

　　耿源也笑着说："谢谢队长！合作愉快！"队长是省政府办公厅服务中心主任，为人热情豪爽，是本地人但不是少数民族，却会流利地说一口当地少数民族语，这在当地干部中极为少见。

　　天暗了，车行乡间马路，两侧是浓密的树林，树叶已经凋落，队长告诉耿源这些都是核桃树，这个乡盛产核桃，是当地的支柱产业。大约一刻钟之后，前面见到闪烁的灯光，队长指着灯光的方向说："马上到村委会，你刚来，我们准备了羊肉、汤饭，一起喝几杯。"

耿源摆手说："千万别客气，我刚在县城吃过了，也吃不下了。"

队长说："没事儿，喝几杯酒，也算我们的欢迎仪式。再说，你从北京到我们省，是第一次到村里来吧？和村民打交道，语言不通，先用酒交流交流。"他俩都笑了。

眨眼间，汽车到了村委会大门口，队长让司机停下来，他俩下车，他指着右侧挂着的一块牌子告诉耿源，这是他来村里后新定制的，上书"中共15村党支部"几个汉文大字，汉字右侧相应有少数民族文字。他又指着左侧挂着的牌子说："这是我们来村里之前就挂着的。"耿源一看，这块牌子显得陈旧多了，上书"15村村委会"几个汉字，右侧也相应有少数民族文字。

队长转过身来，指着面前的一棵大树说："这是一棵老柳树，是我们的村树，春天长满叶子的时候十分漂亮！"

耿源也转过身子望着这棵大树，因是冬天，显得光秃秃的，大门两侧有电灯，光线微弱，懒散地洒在树上，隐隐约约地勾勒出树的轮廓出来。

"走，耿主任，我们进去吧！"队长说话间，门内有两个身着绿色军大衣的少数民族青年站在两扇门的正中间，然后各抓一扇门框将大门打开。

　　队长对司机挥手："你先进去，我陪耿主任走进去。"司机便开车进门了，耿源与队长并排往里走。

　　踏进大门，院子里还有微弱的灯光，右侧突然窜出两个人来，挡在他们面前，把耿源吓了一跳，队长笑了，用民族语言说了一句话，估什是不要挡路，那两人便笑着挪到耿源的右侧，队长指着身材壮实、满脸络腮胡子的中年人向耿源介绍道："这位是村支部书记。"

　　耿源的右手刚刚伸出来，支部书记已经把双手伸过来了，微微弯腰，紧紧地握着耿源的手说："耿举任！"然后一个劲儿地上下摆动着，他的发音不准，把"主"发成了"举"音，然后用少数民族语说欢迎耿源到村里，他一定配合好工作，队长一一翻译给耿源听。

　　队长又指着另一位身材瘦削、面容白净的青年人对耿源说："他是副书记，村'两委'唯一一个大专生，才24岁。"小伙子非常热情，也是伸过双手来握住耿源的手，用汉语说："谢谢耿主任到我们村里来，村里穷，队长他们来后越变越好，您来后会变得更好！"

　　耿源笑了，感觉小伙子很聪明，队长说："村里就缺他这样的人，今后是你的得力帮手！"他们说说笑笑地往里走，突然传来"汪汪汪"几声狗叫，往右一望，有一棵树，树干上用铁链子拴着一条黑色的狗，队长指着那条狗对耿源说："这狗机灵得很！外人进院子，它就叫，如果没有我们里面的人陪着，它就叫个不停，有人陪，叫几声就停下来了。"

耿源说："都和人差不多了，可以通风报信。"副书记说："谁给它好吃的，它就对谁摆尾巴，对谁好。"他们都笑了。

往右一拐弯，到了一栋二层白色小楼房前，队长说："这就是我们工作队住的地方了。"

走近一看，是一道铁门，右侧门框旁边挂着一个正方形的黄色铜皮牌子，队长指着它说："这也是我们来后定制的，你看！"他指着下部横写的一行汉字念道："省政府驻村扶贫工作队。"再用手一边绕着上部写成半圆状的少数民族文字、一边用少数民族语念出来，两位村干部连连点头。

按了一下门铃，来开门的是位少数民族女士，穿浅灰色羽绒服，戴粉红色头巾，她笑着迎接："欢迎耿主任！"普通话不是太标准，但声音清脆，队长介绍她是村妇女主任，耿源客气地向她点点头，连说："谢谢！谢谢！"

往前走又有一道半掩的铁门，妇女主任彻底推开后他们走进去，往右转，进门，就到了工作队的会议室兼餐厅，中间摆着一个长方形木桌，桌上摆着一大盘手抓羊肉、一盘煮牛肉、一盘马肠子和一盘凉菜，队长请三位村干部坐在桌子东侧，他和耿源坐西侧，大家落座后，队长笑着说："我们是省政府第二批驻村工作队，已经完成任务了，我这个队的同事们已经回家休假去了，留下我与耿主任交接，今晚把好吃的东西都拿出来迎接你。"他向耿源招了招手，又向对面的村干部招了招手，"村里三位主要干部都在，我们一起喝几杯！"

说实在的，一大早从省会出发，又是飞机又是汽车，一路颠簸，说不疲劳是假的，但看见面前热情的同事和村干部，耿源再多的疲惫也被他隐藏起来了，他快乐地说："十分感谢队长！也感谢三位村干部！"队长立即把他的话翻译成少数民族语，三位村干部也面带笑容，连说："谢谢耿主任！谢谢队长！"

队长对耿源说："知道你在县城吃过饭了，少吃点汤饭吧！"汤饭是当地家常饭，又叫揪片子，是在面片里拌羊肉、土豆、洋葱、番茄、香菜、蒜末之类，十分可口，耿源说："确实吃不下了，陪大家喝几杯酒。"

队长说："也行！我们先吃点再说！"他转头向门外叫道："请上四碗汤饭！"一会儿，就有一位少数民族姑娘后退着用身子掀开门帘，然后转过身来，原来端着一个方形木盘，里面放着四碗热气腾腾的汤饭，队长立即站起来接过盘子，放在桌子上，三位村干部伸过手来取汤饭，队长再次与耿源确认："真的不吃了？"

耿源摆手说："吃不动了！"

队长便把剩下那碗汤饭端到自己面前，抬头对站在一旁的姑娘说："这位是新来的耿主任，我走后他接着当驻村队长，多给他做好吃的哟!"

姑娘腼腆地笑了,恭敬地对耿源说:"耿举任好!"她也把"主"念成"举"了,耿源站起来说:"谢谢你!辛苦了!合作愉快!"队长翻译后,姑娘笑着说:"谢谢耿举任!"

队长又向耿源介绍面前的姑娘:"她是我们的厨师,汤饭做得不错,爱学习,经常变着花样做菜!"他又用少数民族语说了一遍,在座的村干部连连点头,姑娘高兴地笑了。

餐厅右角有一木头柜,上面摆着电视机,下部放着茶具之类,队长从下部拿出一小瓶当地白酒和四个透明玻璃小酒杯,站着说:"我们喝点儿,管够!"然后给四位男士一人分发一个小酒杯,又对妇女主任说:"你就喝茶吧!"妇女主任笑着点头。副书记年轻,手脚麻利,迅速把酒瓶抢过去,打开瓶盖为大家斟酒,酒满上后,队长说:"今天耿主任来村里,我们都很高兴,我提议一起干一杯!"

耿源端起酒杯说:"我到村里来工作,一切都不熟,还望大家帮助!"队长翻译后,全体起立,一起举杯,嘴里大声说"干杯!"碰杯后,均一口喝了下去,边喝边落座。

队长说:"耿主任,你先吃点菜,为等你,我们没吃晚饭,先吃汤饭再陪你喝酒。"

耿源一杯酒下肚,眨眼间就有了反应,胸中产生了一道热流,舒服的感觉油然而生,把一天的疲惫冲得烟消云散了。

"全村有多少人？"耿源见村书记抬头，便问道。

书记用手背擦了一把嘴，说："一千多人。"

"有学校吗？"耿源问。

"村里没有，乡里有。"书记用不标准的汉语说。

副书记见书记说话费劲，便接过话茬说："村里的孩子要跑到别的村里去上学，很麻烦！"

队长说："甭说学校，连个幼儿园也没有，我们工作队已经来两批了，目前在公路、路灯、自来水这些基础设施方面取得了很大进展，但没有学校，没有幼儿园。"

耿源端起酒杯，一边敬酒，一边说："这个事儿，我琢磨琢磨。"妇女主任端着茶杯，用期待的眼光望着耿源说："村里小孩子多，都想有个幼儿园。"

队长对耿源说："我们马上就走了，全靠你们了！"

喝了酒后，耿源的话越来越多，主要是询问村里的情况，队长清楚的，他便直接答复，村干部回答时，多半用少数民族语，队长便帮着翻译。当队长较为详细地介绍村里的情况时，只有副书记听得懂，书记和妇女主任只能听个大概，队长对在座的3位村干部给予高度评价，他说书记办事踏实，在村里很有威信，说到兴奋处，用右手食指点着书记说："书记！好好干！"

书记立即端起酒杯，"嗖"一下站起来，大声说："队长、耿主任，请你们放心！"然后将酒倒进嘴里，一仰脖子喝了下去，大家都鼓起掌来。

大家说着，笑着，都很开心，耿源进村的第一天就在一片欢声笑语中结束了。

按队长安排，耿源出餐厅左转上2楼，直接进右侧房间就寝，推开门，一眼就看见了他的两个行李箱子，机关早已提前运过来了，靠右侧墙壁摆好了1张折叠床，床上崭新的被子、被褥已经铺好，这是他在省政府同事的陪同下到超市购买的，环顾四周，左侧靠墙是个大书架，有4层，每层整整齐齐地摆放着档案夹，南边是个窗户，窗帘还没有拉严，从缝隙里看得见院子里依稀的灯光，北侧是1个保险柜，柜门上的密码数字又粗又大，显得十分夸张，稍往右侧是卫生间，关着门，偶尔听见里面传出呼呼隆隆的水声，他走进去洗漱、冲澡，除了水流时断时续外，没发现大的毛病，自然，和他在省会的住处相比，条件要差很多。

躺上床后，他一时难于入睡，回味着一天的经历，尤其是刚才与队长和村干部的交谈内容，感慨不已，想着想着，就进入梦乡了。

第二天他醒得很早，一看表，6点半不到，拉开窗帘，天还没亮。洗漱完毕，他想下楼看看，但四周一片寂静，一想，这栋工作队的小楼，目前也只住了他、队长和工作队司机，有些空荡，干脆等天亮了再说吧！

约7点，楼下开门的吱呀声传来，先是第一道铁门打开了，再是第二道门打开的声音，然后传来一男一女的对话声，他推门出去，楼道的灯自动亮了，原来安了声控装置，走下楼梯，看见刚才说话的两个人站在一楼过道，他们对着他微笑，一位是工作队司机，另一位是厨师，司机是位少数民族小伙子，他友好地询问："耿主任起床这么早？"

耿源说每天都这个时间起床，司机说厨师来做早餐了，耿源问："她每天这个时间做早饭？"他说是的，7点半工作队队员吃早餐，然后开始工作。

厨师每天回家住，一早来工作队上班，司机在一楼左侧房间，他起来为厨师开门后，再回去继续睡觉。厨师往右侧走几步后，有个朝南的小门，就是厨房门，与餐厅门相邻，餐厅的门朝西开着，她进门前回头对耿源说："耿主任，7点半吃饭。"

耿源说："好的！谢谢！"然后走下楼梯，走出门去。

在院子里的不同方位立着6根不锈钢杆子，上面悬挂着工作队安装的节能灯，光线比较柔和，天空渐渐透亮，院子里变得越来越清晰。耿源从工作队小楼出门往左，抬头望去，高高的铝制旗杆上有一面国旗，晨风吹拂，红旗在蓝色的天空下飘扬着，仿佛一幅美丽的图画。国旗背后是一栋横陈的一层房屋，砖木结构，白墙红梁，走近一看，最南侧是村警务室，正中间是村民活动室，最北侧是村"两委"会议室，门上都挂着牌子，往南望去，是一面院墙，墙壁为白色，有一行红色的大字："好生活来自党的好政策"。

　　整个院子呈长方形，耿源沿着边沿顺时针散步，国旗的水泥底座位于东边沿的中点位置，东部三分之一的面积是一个球场，南北两侧有篮球架，正中间又有羽毛球网，看来可以多用，稍往南走，在东南角是村警务室，挂着蓝底白字的牌子，从警务室往西走，紧邻球场往西有十多棵核桃树，每棵树都有一个圆形水泥圈围着，因是冬天，树干、树枝都是光秃秃的，沿边往前走，靠近大门处有一棵苹果树，也无树叶，旁边有个砖砌的狗窝，里面铺了杂草，那条黑狗拴在树干底部，正躺在狗窝里呼呼睡着，一动不动。

　　再往前走，就是院子的大门了，门侧有一栋小屋，是村值班室，两扇大门中间悬着一把大铁锁，将两门牵连在一起，刚走到锁前，值班室的门"吱呀"开了，走出两个穿绿色军大衣的少数民族小伙子，热情地伸出手来和耿源打招呼："耿主任好!"昨晚耿源进院子时，他们就一直远远地跟在后面。他也热情地把手伸过去与他们一一握手。

　　天已大亮，队长大步从对面走来，在大门口停下，他指着前面的一栋一层房屋对耿源说："这是老村委会，去年中间那间村民活动室垮塌了，不敢再用，就新修建了这栋房子，"又指着旗杆方向的房屋说，"现在老村委会两侧的房子还在用，右边是副书记的办公室，左边有村主任、治保主任和团支书的办公室，"

他一一指给耿源看，"我带你走走，"他俩并排沿边往前走，"你看这个大坑，"他指着面前的一个长方形的大土坑对耿源说，"本来和操场在同一个平面上的，专门挖出的一个坑，土质很好，用来种菜，坑里这7棵树都是核桃树，到时长得满满的。"

过了一会儿，太阳出来了，冬日的阳光比较柔和，从核桃树树枝之间洒下来，铺在坑里的泥土上。

"春天的时候，你们也种些菜。"队长说。

耿源望着坑里的阳光，想象着蔬菜满园的景象。往西走到头，是一栋坐西朝东的一层房子，分成南北两间，南侧是村卫生室，北侧是图书室，队长说："卫生室没医生，缺药品，图书室的书太少，还没有发挥作用。"

耿源看在眼里，记在心中。他俩在院子里散步，一边走，队长一边向耿源介绍村里的情况，队长说，多年来，村"两委"不团结，主要是老支书当的时间久了，摆老资格，也不好好和工作队配合，开展工作的主动性不强，有惰性；老村主任做事倒是踏实，像个老黄牛，但不动脑筋，号召力不强，对村里的发展没有规划。昨晚一起吃饭的是新书记，干劲很高，但文化水平低，目前还没有正式任职，他请示了乡党委，已经把新书记弄成了代理书记，这些天老书记还在上下"活动"，还想继续干。副书记年轻，有闯劲儿，但刚从学校回村，不了解实情，很多人瞧不上他，不太买账。妇女主任做群众工作很热心，也有积极性，但工作方法不多，有的人说她爱管闲事，容易得罪人。耿源仔细听着队长的分析，也在思考着如何开展村里的工作。

他们回到工作队楼房时，正好7点半，站在门口仰望这个二层楼房，南面墙上有4个窗户，上下各两个，白色的墙面上由于下雨后楼顶流下的泥水，形成了几道弯曲的印痕，走进楼道，左转进餐厅，朝南的窗子已经打开，借着光亮，耿源看见右侧墙壁上挂着一幅油画，画的是一个果盘，里面盛满了葡萄香蕉和苹果，光线和颜色搭配巧妙，"画得挺好！"他望着油画赞叹道，队长笑着说："是个复制品，我们在县城超市买的。"

他俩在桌子东西两面正中间相对坐下后，司机过来了，在靠窗一侧坐下，桌面正中有个方形大瓷盘，里面放着一个芝麻大烤馕，上有4个焦黄的小烤馕，每人面前摆一碗奶茶，冒着热气，"这烤馕你在别处可吃不上，是村里人刚烤出来的，好吃得很！"队长做了个请吃的手势，耿源伸手拿起一个小烤馕，还有热气，掰了一块儿塞进嘴里，轻嚼起来，"太香了！"他抑制不住兴奋之情。

"再喝口奶茶，真的不一样！"队长边喝奶茶边说。耿源也喝了一口，和嘴里的馕混合在一起，美味无比！烤馕是当地的美食之一，他吃过无数个烤馕，但从来也没有吃到过这么好吃的。队长得意地说："县城的面食好，村里的馕坑好。"司机附和道："我们村里的烤馕确实好吃。"

早餐之后，耿源与队长开始交接。首先是房间内的物品，队长对司机说："你帮忙记一下。"司机跑回自己的宿舍拿来几张白纸和签字笔，"先清点餐厅吧！"队长说。

耿源说好的，于是他们开始登记室内物品。"1张大桌子，"队长用手敲打着他们吃饭的桌子说，"1台彩电，1个电视柜，10把椅子，"队长环顾四周，"就这些了。耿主任，你说是不是？"

耿源看见了柜子里的水壶和水杯，走过去清点，"这些东西也记下来吧！"他说。

队长很赞同："对！这是工作队的财产。"

"1把水壶，12个茶杯，10个小酒杯。"耿源对司机说。司机一一记录下来。

将餐厅物品清点完毕，他们走出餐厅，门口有个过道，从过道走到对面，是最西头的房间，左拐，那是司机的宿舍，进去一看，窗户朝南，十多平方米，司机跑过去把窗帘拉开，窗下有1张书桌，两侧各摆放着1张单人木床，队长说："两张床，两个书桌，3把椅子。"

耿源看见北面墙上挂着电视机，"1台电视，"他说，"还能看吗？"顺便问道。

司机坐在靠右那张床，那是他的床位，扭转头伏在桌子上记录着，同时回答着耿源的问话："楼顶上有天线，电视清晰得很，能看好多台呢！"

他们转身出门，紧邻是一间房门对着楼道、窗户朝北的房间，司机打开房门后，他们走进去，"1张床，1张桌，1台电视，3把椅子。"队长说，司机记录下来。这是1张单人床，放在左侧靠墙位置，南侧放着书桌，窗子正下方有1个木头茶几，两侧各有1把木椅，耿源补充说："这茶几也记下来。"队长点点头。司机便坐在书桌前记录。

看完这间房，走出房门，紧邻这间房的便是厨房，队长说："一楼共4间房，只有厨房没清点了，最后清点这里，杂物太多。"耿源说好，便一起上2楼，先到最左边那间房子，这间房正好与司机那个两人间上下相对，队长就住在这个房间里，进了门，朝南的窗户下摆着1张书桌，桌面上干干净净、一尘不染，右侧是1张单人床，被褥叠得整整齐齐，左侧有1张茶几，两侧是两把木椅，北侧墙上悬挂着电视机，西北角有个靠墙的大衣柜，西南角是卫生间，队长请耿源坐到茶几南侧，他坐北侧，请司机坐在他的床上，电视机右下方靠门一侧有个净化器，上面倒悬着半桶水，他拿一个白瓷水杯放进一小撮茶叶，走过去接热水，水满了，端回来放在耿源右侧的茶几上，"来，你第一次来我房间，是客人，请喝茶！"

耿源端起茶杯，漂浮的茶叶上冒着热气，轻轻吹拂，茶叶移动，留出一个小缺口，他抿一口茶水，赞叹道："好茶！"队长笑了，"好茶配好客，好马配好鞍。"他们哈哈大笑。

"下个月，这房子就归你住了！"队长说，"这房间光线好，关键是从窗户往下一望，可以看见院子里发生的一切。"

他们一边聊天，一边把房间里的物品作了登记，之后，又到相邻一间，这间也和楼下那间相对，物品也一样，记录便不费劲，出门后，转到隔壁房间，这间房子与厨房上下相对，房门正对着2楼楼道，后来查看厨房时，发现除了和这间房有相对应的部分外，和餐厅一起分别从东侧扩展出去一间平房，紧邻餐厅的是锅炉房，紧邻厨房的是储藏室，他们在这间房子里停留的时间也不长，因为物品与其他房间大同小异，紧邻这间房的，是昨晚耿源住的房间，平时没有人住，是工作队的保密室兼档案室，保险柜和全部档案材料就存放在这间房子里，由专人管理。

"我们的金库在这里。"队长夸张地说，"工作队的各种钱款都放在保险柜里，从上一批工作队到我这一批的全部档案，一份不差，全在柜子里。"他走到保险柜前，输入几个号码后，柜子门开了，他从里面拿出一个记录本递给耿源，严肃地说："所有档案都有记录，你照着慢慢清点，一件也不能少。"

耿源望望架子上一排排档案，琢磨着如何完成这项工作，心中不免生出畏难情绪。"两年的档案，这也太多了！"他说。

"没事儿，过一会儿副书记带人过来帮你。"队长善解人意，一下子让他放松下来。

他们3人一起下楼，要到厨房里去清点厨具，厨师站在门口迎接他们，进门一看，正对门的是个水泥平台，上有切菜板，稍右是灶台，比较窄小，但很干净，右前方放着1个液化气瓶，有根塑料管子与灶台相连，左侧靠里放着1个方形冰柜，外侧是电冰箱，右侧摆张长条桌，上有锅碗瓢盆，再往里走，便是储藏室，里有电焊的货架，上面摆放着大米、面粉、黄豆和葱姜蒜之类，地面上还有几样蔬菜。

"耿主任，你过来看，冰柜里还有不少牛羊肉呢！"队长站在冰柜旁边，打开盖子，低头翻看着里面的肉，耿源走过去，看见一块块肉上还冒着白色的冷气，"还有半柜子呢！"他说。

队长很自豪："经常有朋友来村里看望我们，不是带只羊，就是带几块牛肉，吃不过来，这些就给你们留下来了！"耿源连连道谢，说："工作队一定要吃好。"队长说："这可太关键了，吃不好，工作就干不好。"司机也说："人是铁，饭是钢。"他们都笑了。

清理厨房花费的时间最长，几口锅，几个煤气罐，多少个饭碗，多少个菜碟，以及多少双筷子，都一一清理、登记，厨师站在旁边，小心翼翼，随时答复队长用少数民族语提出的问题，诸如："这个碗怎么裂口了？""上次村里搞活动借的碗筷都还了吗？"之类，厨师都能准确答复，用队长的话说，这些都是公共财产，不要马虎，不能浪费。登记一遍后，又核对一遍，确定没有误差后，才走出厨房。队长走在前面，右转下台阶，楼梯下面有个小储藏间，他掏出钥匙将门打开，里面堆满了杂物，正中有台漆成红色的机器占了大半位置，队长问："知道干什么用的吗？"耿源摇了摇头，队长说："这是1台发电机，我们来村里后，时不时地停电，有了这台机器，就不怕了，一停电，马上发电。"队长告诉耿源，工作队的小伙子们都会使用，村干部也会使用。

伴随着工作交接，耿源彻底完成了角色转换，从省办公厅副主任变成了驻村工作队队长，从此以后，他那颗心就紧紧地与这个贫困村连在一起了。

干部的角色塑造，最关键的是如何与人民群众融为一体、打成一片的问题，这就要放下架子、心系百姓，全心全意为人民服务。

6.用心塑造干部角色

为党做了好事，为人民立了新功，这是干部角色塑造成功的标志。我们还是来看耿源的案例。

2017年8月，耿源完成援省工作任务以后回到北京，继续在原单位工作，机关党组让他在机关党员干部大会上汇报了驻村扶贫情况。由于他有这段特殊经历，不少单位邀请他交流扶贫经验。他参加工作以后，担任过不少职务，扮演过这样那样的角色，但最让他感到自豪的就是曾经担任过扶贫工作队队长，他为成功塑造这一角色做出了努力。

下文选自他的经验交流材料：

2016年，我当扶贫工作队队长的那个村是西北一个典型的贫困村，全村都是少数民族，自然条件恶劣，长年干旱、沙尘满天。我们从强基固本、民族团结、宗教和谐等方面入手，扎扎实实开展工作，取得了较好成绩，特别是在精准扶贫方面，我们因地制宜，积极探索，大胆创新，形成了特有的做法。

一是建好干部队伍，打好群众基础。省委有一个明确要求，那就是"不脱贫不脱钩"。我所驻的村2016年必须完成脱贫任务，退出贫困村。到村里后，看到村里的贫困现状，说心里话，压力很大。事要人来做，我认为首要的，要有一支真抓实干的干部队伍。工作队与村"两委"是全村的领导集体，这个集体不坚强，脱贫攻坚的目标无法实现。一开始，我就在建好干部队伍上下功夫。工作中，我发现最关键的是要有一位好支书。起初，由于村支书的文化水平低，不会汉语，沟通起来困难，而且工作方法不当，没什么工作思路，每天疲于应付乡里布置的事情，工作难于推进。后来，乡党委为我们派了一位上过大学的干部当支书，各项工作出现起色。我们做了大量调研后，对全村整体脱贫形成了一个设计方案，制定了攻坚计划，对任务进行分解，突出重点，责任到人。

脱贫攻坚，一定要有好的群众氛围，让群众跟着我们干。为打好群众基础，我们积极为村民办实事、做好事。村民活动中心院外没有遮阳顶棚，我们用省政府机关的拨款购买；村委会旁的水渠漏水，工作队出资重修；村民植树造林休息时没有避风躲太阳的地方，工作队为每个村民小组赠送了1顶大帐篷；为了筹建村幼儿园，工作队出资装修教室、整修厕所，购买电动三轮车给孩子们送饭等。这些行动虽小，却温暖着群众的心。党的生日前，我们一一到党员家里慰问，增加党员的自豪感，也激励更多群众向党组织靠拢。2016年全村有一百多名村民向党组织递交了入党申请书，说明党组织的威信提高了，村民中蕴藏的正能量越来越大了。人心齐，泰山移，这些举措，增加了党组织的凝聚力，调动了全村群众的积极性，为我们打赢脱贫攻坚战奠定了坚实的基础。

二是完成规定动作，用足扶贫政策。 扶贫要有针对性，我们通过入户走访、开座谈会和个别谈话等方式，做到了精准识贫，最后确定了贫困户、贫困人，并且为他们一一建档立卡。脱贫有几个硬指标，即"两不愁、三保障"。到村时，不愁吃的问题已经解决，不愁穿问题，我们时刻放在心上，发现许多村民穿着打满补丁的衣服，大家商量后，通过各自的微信朋友圈或短信发消息，号召同事、同学、朋友捐赠，不久，省政府机关和多个公益组织或个人伸出了援手，大大小小的包裹从祖国各地向村里涌来，各界爱心人士捐赠了几万件衣服，我们在村委会设立一间"爱心屋"，把衣服用铁丝挂起来让村民挑选。当看见村民挑选到合适的衣服向我们露出羞涩和感谢的微笑时，我们心中生出了小小的成就感。我们不仅解决了本村，而且解决了附近几个村的村民穿衣问题。当工作队得知一家慈善基金会愿意为贫困地区孩子捐赠"爱心鞋"后，便立即递交申请，争取到了2800双，让全乡所有小学生都穿上了新鞋。

核桃是村民的主要经济来源，村里家家户户种植核桃，以前全是靠天吃饭，有时因干旱颗粒无收，有时因没科学剪枝而导致桃仁干瘪，我们与相关部门协调后及时开闸放水浇灌核桃树，邀请农技人员教他们如何科学种植、剪枝，并帮助拓宽销售渠道。仅靠核桃还不够，为增加村民收入，我们在村里大力发展庭院经济和棚圈经济，用国家拨款为贫困户建起了牲畜棚圈，实施了庭院经济项目，还在村里办起了缝纫社、小商店、电焊店等。村民外出打工也是一个重要的收入来源，我们组织村民外出拾棉花，一个月后回村时，每个村民都挣了8000多元。

一年里，对我们来说，最难的是修建安居富民房，到村里时，还有40多户没有动工。我把干部和包工队找到一起，要求施工队保质保量，让村"两委"组织村民相互帮扶，工作队负责督促检查。那段时间，我们每天风尘仆仆奔走在乡间小道上，大家全力以赴，最终完成了建房任务。

近年来，当地出台了许多扶贫攻坚优惠政策，实施了一系列惠民举措。如产业助脱贫、千企帮千村、村村通公路、贫困村电网改造、贫困户小额贷款、免费教育、分类医疗救助、全民健康体检等等，我们的重要任务就是要把党的好政策落实到位。住在村里，心系天下，我们通过各种途径摸清这些政策措施的来龙去脉，一旦发现与本村有关，就立即大胆实施，真正做到将政策用足，把措施落地，不打折扣。通过三批驻村工作队的持续发力，如今村里发生了翻天覆地的变化，村里通了柏油路、修了渗水渠，家家安上了节能灯、通了自来水，这都是落实党的富民政策的结果。

三是创立民族团结学校，调动社会力量参与扶贫。驻村以后，我们发现仅靠村里自身力量在一年内脱贫难度很大，在深挖本村潜力的同时，必须借助外援，八方帮助，多点发力。

这个村，之所以长年贫困，除自然条件差外，村民文化水平低，安于现状，脱贫内生动力不足是最大的制约因素。村里没有学校、没有幼儿园，扶贫先脱愚、先扶志，首要的，我认为要从教育入手，而且要常抓不懈，才能做到彻底脱贫、可持续发展，否则，工作队一走，很快又会恢复原态。

驻村后，我生出了创办一所公益性培训学校的设想，要把学校打造成一个民族团结的平台和精准扶贫的载体，一方面向村民传授文化知识，另一方面还要争取社会各界的援助。在多方支持下，我们在村里创建了一所"民族团结学校"，这所公益性的培训学校以工作队员为教员，从村民的实际需要出发，利用农闲时间，系统地传授双语、法律、科技、卫生等方面的知识和技能。对村民而言，不仅有利于"富口袋"，更有利于"富脑袋"，为他们早日走上全面小康之路、成为具有现代意识的农民提供动能。

学校以村民活动中心为教室，除了定期宣讲党的方针政策外，经常举办各种培训。最先办的是汉语培训班，全村没几个人会说汉语，开班后，先是村干部带头，之后村民陆续走进课堂，工作队员自编教材，学习的村民越来越多，很多村民通过学习能够进行简单会话了，感到非常实用。我们针对村民需求，举办了多期法律讲座。在村里，妇女工作相当重要，通过举办培训班，让她们成为和谐家庭的积极建设者。农民最渴求的是农业科技知识，我们邀请相关专家来村里讲授，很受欢迎。

民族团结学校通过各种媒体宣传后，社会各界向学校伸出了援助之手。学校拟建一个计算机教室，但没有电脑，我便以学校名义给几家公司负责人写信，3家企业伸出了援手，一共捐赠了91台新电脑，我们用50台建起了计算机教室，办起了培训班，由工作队员担任教师，为村民、学生进行零基础电脑应用及操作培训，为村民掌握信息技术、学习现代科学知识、了解外面的世界提供了平台。培训班让村民和孩子们第一次接触了电脑，其影响力超乎想象，一传十，十传百，外村来学习和参观的人不少，电视台宣传后，更是打破了本村长期的封闭局面，学校成了一个参观景点。

一年里，有向学校捐款、捐衣物的，也有捐图书、捐文体用品、捐医疗器械的，让这个小村真真切切地体会到了民族团结的力量和祖国大家庭的温暖。我们把爱心人士的捐赠全部用在脱贫攻坚上，哪家盖富民安居房的钱不够了，我们大力资助；哪家出现了危重病人可能返贫，我们立即上门送温暖；我们还建起了"民族团结广场"，村民休闲时，到广场上唱歌跳舞，打球散步。

工作队离村前，我们还筹建了一个"牲畜养殖专业合作社"，运营后，将带动多户人家走上富裕之路。

2016年10月底，各级政府派工作组到村里进行脱贫验收，乡政府按脱贫标准，挨家挨户逐项核查，村里均获通过；县政府抽查8家，市里抽查4家，省里抽查两家，均获通过，整村从贫困村中退出，一举摘掉了贫困帽子。

驻村工作一年，我们既为村里办了一些实实在在的好事，也和村民结下了深厚感情，离开村庄时，村民自发欢送，大家相拥而泣，依依不舍。脱贫攻坚是党中央的重大战略决策，我为能够身临其境、亲身参与这项伟大事业深感自豪！

耿源用心用情塑造干部角色，将理论与现实结合起来，踏踏实实在祖国大地上耕耘，既治愈了他自己的心灵，相信对其他干部来说也是一种激励。

7.注重角色心理调适

本书之所以用较大篇幅描述案例细节，旨在强调一切心理现象来自客观现实，均是现实在头脑中的反应，必须用实事求是的态度辩证地分析，才能找到解决心理健康问题的办法。

解决各级干部的心病，就是要让他们担当好应有的责任，扮演好应有的社会角色，切实把握好角色期待、角色学习和角色实践这三个过程，在实践中提高认知能力，强化心智，疗愈自我。

在现实生活中，由于社会地位的不同和社会生活的多元性复杂性，各级干部通常不只是扮演一种角色，而是同时扮演多种角色，当这些角色在特定条件下相互排斥时，就会出现角色失调，包括角色紧张、角色冲突、角色不清、角色失败等，这是很正常的现象。耿源在北京时，从听到被单位选中援省的消息起，他就在为身负的各种角色而纠结了，在单位是个副局级干部，在家里是儿子、女婿、丈夫、父亲，即将赴任的是个副厅长级领导职务，还有无数同事、老师、同学、亲朋好友，角色是庞杂的，如何正确对待和处理，既是工作需要，也是生活艺术。

角色紧张是在角色扮演的过程中所引起的在时间和精力上的

紧张。角色的多重性和复杂性导致众多角色集中在一个人身上，当许多角色同时提出各种不同的角色要求时，角色紧张就会发生，个人在时间和精力的分配上就会发生矛盾。干部经常会遇到角色紧张的情况，要善于划分角色，分清责任，缓和情绪。当紧张不能调和时，要善于找到缓解办法，可以扩展角色关系，也可以限制甚至消除角色关系。

角色冲突是在角色扮演中出现的心理上、行为上的不适应、不协调的状态，是一个人在社会生活中负有多个角色责任或单一角色责任时，角色之间或角色内部发生了矛盾对立和抵触，从而引起内部心理冲突。各级干部的角色不仅包含权力，更包含责任和义务，经常会面临角色冲突，以及由此带来的利益冲突，有多种社会身份引起的角色间冲突，包括时空上的冲突，行为模式上的冲突，担任新角色后的冲突等；还有角色内冲突，同一个角色，人们的期望和要求不同，角色自身的理解不同，内心就会产生冲突。这一点，案例中的代表人物耿源的体会是真实而深刻的。

在干部队伍中，比较典型的角色冲突就是上级角色与下级角色之间的冲突，处于对下服务与对上负责的两难境地时，就会形成角色冲突。还有公共利益和自身私人利益的冲突，法与情的冲突，等等，冲突的紧张度越强，就越可能导致心理问题。当角色之间的共同性越大时，冲突就会越小。角色冲突可以推动角色规范的实现和完善，既可促使社会角色协调发展，也可阻碍角色规范的实现，甚至破坏正常的角色规范，使社会角色发展失调。

各级干部遇到角色冲突时要从改变认知入手，认识角色的重要性和优先性，适时排列角色顺序，做好价值调适。要对工作与生活分清轻重缓急，抓住重点。要关注角色成长，留出与家人相处的时间，构建和谐的人际关系。要及时合理地宣泄情绪，必要时还应积极寻求社会支持。

角色不清是角色扮演者对所要扮演角色的行为标准不清楚，对该角色没有明确的认识，包括角色混乱和角色差距。角色混乱造成各种角色相互混淆的心理现象，有时角色模糊，有时角色混同。各级干部对角色规范认识不清、把握不定，就会产生无所适从的心理状态，有时会感到困惑茫然，扮演这个角色时却用扮演另一个角色的方法，这就会产生角色混同。

当角色不清时，就要提高角色认知能力，注重角色塑造，要有清晰的角色知觉，认清角色规范。正确认识自己的个性是否适应担当这个角色，是否能够树立正确的角色形象，从而按角色形象调整自身的个性特征，进行角色行为。要关注客观的角色评价，不断调整自我评价不当的心理，正确评价过去的得失，适当调整自我期望值，要辩证地一分为二地看问题，勇于自我反省。

角色差距是由认识上的差别造成的。社会和群众对干部的期望值很高，在他们心目中有一个期待的理想角色，但干部却对此认知不明，或干部本身的知识、能力不足，使得理想角色与实际角色不一致，角色差距是理想与现实的差距，党政干部一旦发现这种差距后一定不能掉以轻心，要正确认识，切实检查不足，改进工作，充实和完善自我，绝不能让人民群众的美好期待落空。

角色失败是极为严重的角色失调现象，就干部而言，一旦无法成功扮演社会角色或者半途而废，甚至涉嫌犯罪被移送司法机关依法处理，那将给党和国家带来重大损失。

近年来，党中央高度重视全面从严治党和反腐倡廉工作，取得了显著成就，深得党心民心。当我们观察分析那些腐败分子时，就会发现他们首先是从信仰上出问题的，不是信仰缺失，而是根本没有信仰，对于各级干部来说，最大的心理疾病不是别的，就是没有信仰，一旦没有了信仰，就没有他相信的东西了，就什么坏事都干得出来，肆无忌惮，毫无底线，这种干部，必然角色失败，必将受到党纪国法的制裁和人民群众的唾弃。

作为一名干部，特别是党员干部，如何塑造好自己的角色才不至于走向失败的窘境呢？

首先，任何干部都要学会做人。做什么样的人？毛泽东主席在《纪念白求恩》一文里说过，做一个高尚的人，一个纯粹的人，一个有道德的人，一个脱离了低级趣味的人，一个有益于人民的人。一言以蔽之，就是要把"真、善、美"作为一生的追求。

真，是真理、科学，就是要坚定信仰、求真务实、实事求是。作为各级领导干部，对马克思主义要真信，对习近平新时代中国特色社会主义思想要真懂、真通、真做。马克思主义哲学、政治经济学和科学社会主义是科学的世界观和方法论，习近平新时代中国特色社会主义思想是当代中国马克思主义、21世纪马克思主义，是我们党和国家的指导思想和行动指南，一定要学会用马克思主义的立场、观念和方法来方析和解决问题，用习近平新时代中国特色社会主义思想指导实践，扎实工作，为中华民族的伟大复兴做出应有贡献。

善，是善良、感恩，是从道德的层面来说的。各级领导干部就是要牢记宗旨，一心为民。党的宗旨是为人民服务，全心全意为人民服务就是大善、大德、大爱，这种善是"无我"与"有我"的统一，是"大我"与"小我"的融合。作为党员干部，就要终生追求这种大善、大德、大爱，为了人民的幸福鞠躬尽瘁、死而后已。

美，是美丽、美好，是从艺术审美的角度来说的。对每位干部而言，美是一种意象性体验，是在自愿地遵循客观规律、实现人民利益的过程中得到的一种和谐而自由的快感，是在真与善基础上的升华。当今世界，瞬息万变，充满了各种不确定性，和所有人一样，各级干部都要与这个世界发生多种多样的关系，与自然、与社会、与他人，这些关系都有一个是否和谐、融洽的问题。还有，每位干部的内心，面对包罗万象的大千世界，也必然存在着各种不同的纠结或不平衡，这也是本书一再阐述的心理健康问题。无论来自外部冲突，还是内心矛盾，都需要一个处理和解决的过程，这个过程，实际上就是一个踏实工作、努力奋斗、追求和谐和完美的过程。最大的美，就是内外和谐、大公无私、品德高尚、幸福快乐。

崇尚"真、善、美"，全心全意为人民服务，实际上是对人格完美的追求，对身心健康的追求。作为干部，就一定要学一些心理学知识，遇到心理健康问题懂得如何调适，程度较低时可以自我调节，也可以选择心理咨询，较重时可以选择心理治疗。

现代心理学奠基人之一朱智贤先生在其主编的《心理学大词典》（北京师范大学出版社1989年出版）中对心理咨询有这样的定义："对心理失常的人，通过心理商谈的程序和方法，使其对自己与环境有一个正确的认识，以改变其态度与行为，并对社会生活有良好的适应。心理失常，有轻度的、有重度的，有属于机械性的，有属于机体性的。心理咨询以轻度的、属于机械性的心理失常为范围。心理咨询的目的，就是要纠正心理上的不平衡，使个人对自己与环境重新有一个清楚的认识，改变态度和行为，以达到对社会生活有良好的适应。"

如果选择心理咨询，各级干部就要学会与咨询师打交道。作为来访者，在咨询过程中，咨询师会询问若干问题，通过详细询问，尽可能多地获取来访者的个人生活史，深入了解来访者的心理活动，特别是较为深层次的心理活动内容，挖掘来访者因为何种因素而产生病理，又需要经过何种方式才有可能解决适应问题，探索如何帮助来访者才能去除不适或症状的途径，最终有助于来访者的个人完善。

心理咨询一般分为四个阶段，即判定问题阶段、探索问题阶段、解决问题阶段和反馈跟进阶段。不同的咨询师采用的方法都不一样，但目标都是一致的，那就是解除来访者的烦恼。这个过程中，来访者的配合相当重要，如果没有一个积极的态度，只是抱着试一试的侥幸心理，就可能达不到理想效果。当然，咨询师的水平高低也非常关键，既然要接受心理咨询，就要选择经验丰富、专业能力强的咨询师，不要"有病乱投医"，而要根据病情的实际状况做出选择，力求有的放矢、精准施治。

如果感到心理健康问题比较严重，通过心理咨询达不到理想效果，就要选择心理治疗。和心理咨询一样，心理治疗也是一个完整的过程，是治疗者运用相关理论和方法，消除或控制来访者的心理障碍或心理问题的过程。在这个过程中，同样需要来访者和治疗者建立良好的互动关系，只有在这个基础上，才能达到治疗目的。治疗者必须经过专业训练，有丰富的实操经验，能够熟练运用心理治疗的相关理论和技术，可以给予来访者实质性的帮助，充分激发和调动来访者改善其动机和潜能，从而消除或缓解来访者的心理问题与障碍，维护和增进来访者的身心健康，促进其人格的成熟和发展。

心理治疗的流派和方法不少，有的来自西方，如精神分析疗法、人本主义疗法、行为疗法、叙事疗法等。以叙事疗法为例，它是让来访者将其经历的故事尽量详细地讲述出来，强调来访者本身没有问题，而是产生故事的人或事有问题，从而通过充实完善故事本身来治疗来访者。这一疗法在现实生活中很有实用价值，这也是我们在叙述案例时经常使用这一方法的重要原因之一，想让读者在阅读时也能受到某种启发。

在我国传统文化中，就心理治疗而言，也拥有不少方法，如利用古代五行相克规律的情志相胜法、根据阴阳属性不同施治的阴阳平衡法、通过语言行为转移注意力的移情变气法、将儒释道相互融合的静坐法、动中禅、观心法等等，都值得我们去研究，取其精华，去其糟粕，真正将那些优秀适用的方法发扬光大。

无论国内国外，也无论什么流派和方法，只要管用、适用，能够解决实际问题，都可以选择，都可以学习、借鉴或吸纳，不能故步自封、盲目排外。目前，我国不少心理学家也在把中西理论结合起来融会贯通，从而找到更有效的治疗方法。比如对积极心理学的研究和运用，在我国已被越来越多的心理学家乃至心理学爱好者关注、喜爱和践行，它转向人的积极层面的研究，着重积极主观体验、积极人格特质和积极社会环境，鼓励乐观向上，倡导人类美德，是激发人类优势的科学。心动不如行动，治疗心理疾病一定不能只停留在口头上、脑袋里，而是应该行动起来，用实践解决矛盾，现实中的症结打开了，反应在头脑中的问题就会迎刃而解。

2023年2月，中国科学院心理研究所发布了2022版"心理健康蓝皮书"《中国国民心理健康发展报告（2021 ～ 2022）》，蓝皮书基于对近20万人次的调查，综合分析呈现了当前我国多个人群的心理健康基本特征。结果显示，我国社会对心理健康的投入持续增加，成年人群自评心理健康状况总体良好，国民心理健康服务的便利性和满意度较之以往显著上升。

在心理健康的自我评估方面，针对"你认为自己的心理健康状况如何？"的4个选项"很好、中等、较差、不清楚"中，调查对象自我评估认为"很好"的占35.9%，"中等"的占48.1%，"较差"的占13.9%，"不清楚"的占2.1%。工作时间的变化、工作倦怠、朋友支持、婚恋关系、运动和午睡等等均对心理健康存在着积极或消极的影响。

本次调查中，抑郁风险检出率为10.6%，焦虑风险检出率为15.8%，抑郁和焦虑水平的影响因素高度相似。在成年人群中，18岁至24岁年龄组的抑郁风险检出率达24.1%，显著高于其他年龄组，25岁至34岁年龄组的抑郁风险检出率为12.3%，也显著高于35岁及以上各年龄组。焦虑风险检出率的年龄差异呈现类似趋势。从不同行业人员的比较来看，管理人员的心理健康状况是最好的（抑郁风险检出率为3.2%）。从婚恋状态看，已婚群体的抑郁风险最低，未婚无对象群体的抑郁风险最高，抑郁风险检出率（23.6%）远高于已婚群体（5.7%)，显示了拥有亲密关系的支持对于心理健康的保护作用。

作为重要的智库研究成果，蓝皮书探讨了我国不同人群的心理健康现状、发展趋势及影响因素，并就进一步维护和改善国民心理健康状况提出了一些建议。国家的发展，本质上是人的发展。人的发展，离不开心理的健康发展。只有加强社会心理服务体系建设，充分利用心理研究成果，预测、引导和改善个体、群体、社会的情感和行为，才能提高国民心理素质，促进国民心理健康，提升国家凝聚力。

在建设中国式现代化的今天，各级干部既要成为心理健康的积极践行者，又要成为心理健康的热情倡导者，把全心全意为人民服务作为毕生追求，通过努力，不仅让自己的内心沉稳平和、乐观向上，而且要带动更多的人走上心理健康之路，树立崇高理想，塑造完美角色，演绎精彩人生，建设健康中国！

参考文献

1. 韦生彬.基层领导干部的心理调适.中国言实出版社，2015.

2. 周岭.认知觉醒：开启自我改变的原动力.人民邮电出版社，2020.

3. 石磊.干部心理健康读本.人民出版社，2010.

4. 吴兆华.公务员心理健康与压力调适.四川人民出版社，2014.

5. 马剑虹.公务员心理调适.浙江人民出版社，2014.

6. 尚秀花、张怀明.机关人员心理健康调适.人民卫生出版社，2014.

7. 刘耀臣、王健、张玉波等.公务员心理健康与调适策略.中国人事出版社，2012.

8. 胡月星、许晓平等.领导干部心理健康读本.中国人民大学出版社，2005.

9. [美]M·斯科特·派克，于海生译.少有人走的路：心智成熟的旅程.吉林文史出版社，2007.

10. [瑞士]卡尔·荣格，郑雨译.人生.吉林出版集团股份有限公司，2018.

11. [美]卡伦·霍妮，郑世彦译.我们内心的冲突.浙江文艺出版社，2019.

12. [加]基思·斯坦诺维奇，窦东徽、刘肖岑译.这才是心理学：看穿伪科学的批判性思维.中国工信出版集团人民邮电出版社，2020.

后 记

一个偶然的机会，朋友介绍说中央民族大学出版社社长赵秀琴正在根据社会亟需策划有关心理健康的书籍，询问有不有兴趣参与撰写。巧合的是，30年前，即1993年7月，当时的中央民族学院出版社出版发行了作者撰写的一本纪实文学书，由于可读性强，印刷了两次。而当年赵社长还是一名在校大学生，被作为采访对象写进了书里。

由于作者担任干部的时间较长，赵社长和朋友都建议围绕干部心理健康调适写一本书，不仅可供其他干部参考，也可供那些对干部心理健康现状感兴趣的读者品评。尽管我们的本职工作较忙，但遇到这种找上门来的好事不多，就满口答应下来，立即进入写作筹备状态。

如果从文学的角度来讲述干部的故事，这对作者来说是强项，但要从心理学的角度来讲述，还是具有一定难度的。作者曾经系统地学习过中文、法律、社会学、教育学等专业课程，但对心理学来说，知识储备明显不足，为了对出版社和读者负责，也为了对自己负责，接到任务之后开始"恶补"相关知识。征求心理学专家意见后，参加了中国科学院心理研究所的心理咨询师基础培训项目，通过上网课学习了基础心理学、社会心理学、人格心理学、发展心理学、变态与健康心理学、心理测量学、咨询心理学、咨询技能等课程。一边学习，一边运用，结合现实案例开始写作。30年前写稿，不用电脑，都是用钢笔一笔一画写在方格稿纸上，既辛苦，又缓慢，当时的情景仍然历历在目。如今用上了电脑、手机、互联网等现代化工具，无论是在家中，还是在单位，或在汽车、地铁上，或在图书馆、餐厅里，我们走到哪里写到哪里，想怎么修改就怎么修改，想让谁提意见建议就敲一下键盘发过去，方便快捷。

今年3月中旬，我们写出了初稿。责任编辑罗丹阳博士异常认真负责，不但从专业角度提出了一系列修改意见，而且字斟句酌，在行文中增添了不少点睛之笔。

之后，书稿送相关部门或负责同志审核，我们按审核意见修改完善后进入出版印刷流程。出版社各职能部门全面启动、积极作为，无论是社长赵秀琴、责任编辑罗丹阳，还是责任校对邱械、封面设计舒刚卫、质检校对杜星宇等老师，他们都兢兢业业、一丝不苟，为本书出版付出了辛劳和汗水，在此深表感谢！

撰写此书过程中，家人全力配合，领导严格把关，同事积极支持，亲友无私帮助。虽然没有一一写出他们的名字，但每个人都深深地镌刻在我们心里，衷心祝愿他们身心健康、诸事顺遂！也衷心祝愿读到本书的朋友身心健康、家庭幸福、工作顺利、万事如意！

田晓弘　田本源

2023年11月22日